透析ケアの素朴なギモンを解決BOOK❷

透析ナースの ?(ハテナ)がわかる! 薬剤Q&A50

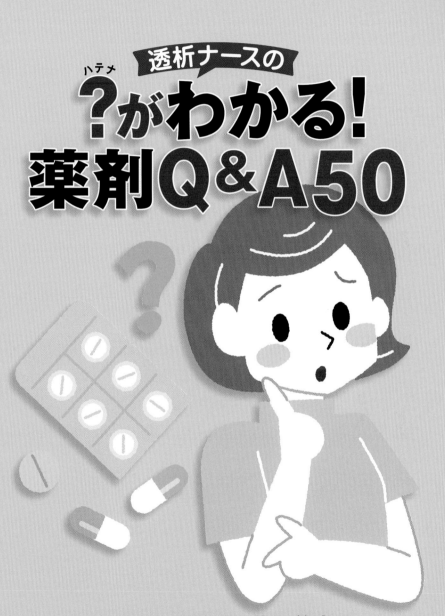

東京医科大学腎臓内科学分野主任教授／
東京医科大学病院副院長 菅野義彦 編

MC メディカ出版

編集にあたって

　よいか悪いかは別として、医療の大部分は薬を飲んでもらうことではないでしょうか。市販薬も含めると、薬を飲むことは私たちの生活に大きくかかわっています。その飲み方は、お薬手帳や添付文書に書いてあるとおりにすれば、副作用もなく効果が得られるはずです。しかし、このあたりまえの方法が使えないのが透析患者です。透析患者では尿が出ないので、体の外に出すはずの余った薬もすべて体内に蓄積してしまいます。そして透析療法によって体の外に出てしまって効果が弱くなる薬もあります。また、透析患者のなかには十種類以上も薬を飲んでいる方が少なくありません。本当にそんなに必要なのでしょうか？　そんなに飲んで大丈夫なのでしょうか？　この本では、透析患者を管理するときに出てくる素朴な疑問、聞かれた方も答えにくいほどあたりまえのことについて解説しています。そのため、本を書き慣れている大学のスタッフではなくて、現場でみなさんの先輩に同じようなことを何度も教えてきた臨床の第一線にいる方々に執筆をお願いしました。文章を書き慣れていない方もいらしたので、そのぶんは私が少し整理しました。たくさんの患者を長い間見続けてきた人にしか書けないような内容になっていると思います。みなさんが迷わずに透析患者に向き合えるサポートになれば何よりです。

2019年5月

東京医科大学腎臓内科学分野主任教授／東京医科大学病院副院長　菅野義彦

Contents

編集にあたって ……………………………………………… 3
本シリーズ書籍で使用しているおもな略語一覧 ……… 8

第1章 薬の基礎知識のギモン

- **Q1** 透析患者の薬物療法がむずかしいのはなぜ？ ……………… 12
- **Q2** 透析患者が飲んではいけない薬はあるの？ ………………… 16
- **Q3** 透析患者はなぜ薬が多いの？
  たくさんの薬を同時に飲んでもいいの？ …………………… 20
- **Q4** 透析患者は市販の風邪薬や胃薬を飲んでもいいの？ ……… 25
- **Q5** 半減期って何？ ………………………………………………… 28
- **Q6** 透析される薬とされない薬があるの？
  血液透析と腹膜透析では同じなの？ ………………………… 32
- **Q7** 口から飲む薬と回路から入れる薬は何が違うの？ ………… 35
- **Q8** 薬はつぶして飲んでもいいの？ ……………………………… 38
- **Q9** たくさん処方される薬に優先順位はないの？ ……………… 41
- **Q10** 高齢者も薬の量は同じでいいの？ …………………………… 44
- **Q11** ジェネリック医薬品に変更すれば治療費は安くなるの？ … 48

第2章 透析治療の薬のギモン

- **Q12** 透析をはじめても利尿薬は飲み続けていいの？ …………… 54
- **Q13** 尿の量が減ると薬の効き方が強い
  という患者が多いのはなぜ？ ………………………………… 57
- **Q14** 糖尿病薬は透析をはじめても飲み続けていいの？ ………… 61

- Q15　インスリン製剤は透析をはじめても打ち続けていいの？ ……… 64
- Q16　なぜ、食後高血糖の治療が必要なの？ ……………………… 68
- Q17　喘息の薬は透析をはじめても飲み続けていいの？ ………… 73
- Q18　透析中に使う昇圧薬には種類がいくつかあるけれど、
  どう違うの？ ……………………………………………………… 76
- Q19　降圧薬と昇圧薬の両方が処方されるのはなぜ？ …………… 80
- Q20　降圧薬が人によって違うのはなぜ？ ………………………… 84
- Q21　血圧が高くないのに、アンジオテンシンⅡ受容体拮抗薬（ARB）
  が処方されるのはなぜ？ ………………………………………… 88
- Q22　穿刺の痛みを軽減するような薬はないの？ ………………… 92
- Q23　透析患者は花粉症の薬を飲んでもいいの？ ………………… 96
- Q24　リン吸着薬を飲むと便秘になるのはなぜ？ ………………… 100
- Q25　活性型ビタミンD_3製剤とシナカルセト塩酸塩は
  どう使い分けているの？ ………………………………………… 104
- Q26　透析導入前に
  重曹が処方されている患者がいるのはなぜ？ ………………… 108
- Q27　透析患者に抗血栓療法は行っていいの？ ………………… 111
- Q28　エルシトニン®って何？ ……………………………………… 114

第3章　食事にかかわる薬のギモン

- Q29　水分制限のある透析患者が
  薬を飲むときにも水は必要なの？ ……………………………… 120
- Q30　薬をお茶で飲んでもいいの？ 牛乳やスポーツ飲料は？ … 123
- Q31　絶食指示のあるときは薬を飲まないほうがいいの？ ……… 127
- Q32　食事をしないときは、食後薬は飲まなくていいの？ ……… 130

Q33 「食後すぐ」というのは何分以内のこと？
飲み忘れに気づいた時点で飲んでもいいの？ ……………… 133

Q34 食後の薬を食直前に飲んでも大丈夫？
食間の薬を食後に飲んだらどうなるの？ ………………… 136

第4章 漢方薬のギモン

Q35 透析患者は漢方薬を飲んでもいいの？ ……………………… 140

Q36 漢方薬で腎不全が悪化するって本当なの？ ………………… 144

Q37 漢方薬ってカリウム値が上がらないの？ …………………… 147

Q38 透析中の筋けいれんに漢方薬が処方されるのはなぜ？ …… 150

Q39 液体の漢方薬も厳密には水分量としてカウントするの？ … 153

Q40 漢方薬の温める、冷やすってどういう意味？ ……………… 156

第5章 服薬指導のギモン

Q41 薬を飲まずに捨ててしまう患者には
どのように対応したらいいの？ ……………………………… 162

Q42 服薬を面倒がる患者には
どのように対応したらいいの？ ……………………………… 165

Q43 調子がよいと服薬をやめてしまう患者には
どのように対応したらいいの？ ……………………………… 168

Q44 何でも薬に頼って、薬をほしがる患者には
どのように対応したらいいの？ ……………………………… 171

Q45 自分で勝手に服薬をコントロールする患者には
どのように対応したらいいの？ ……………………………… 174

Q46 薬を飲み忘れてしまう患者には
どのように対応したらいいの？ ……………………………… 177

- **Q47** 視覚障害のある患者にはどのように対応したらいいの？ … 179
- **Q48** 認知症のため服薬管理ができない患者には
どのように対応したらいいの？ … 183
- **Q49** 貼付剤が処方されている患者が
きちんと貼っているかどうかは確認したほうがいいの？ … 186
- **Q50** 透析患者の抗がん薬の服薬指導は
どのように行えばいいの？ … 189

Column

1. 嚥下障害がある高齢者に
経口薬をどのように服用してもらえばいいの？ … 51
2. 便秘薬を飲んで下痢になる人がいたり、
止瀉薬を飲んで便秘になる人がいるのはなぜ？ … 52
3. 飲み薬（内服薬）と坐薬は何が違うの？ … 117
4. 他院で処方された薬はどのように確認したらいいの？ … 118
5. サプリメントは薬と何が違うの？ … 138
6. タバコやお酒は透析の薬に影響するの？ … 159
7. 薬の色は何で決まるの？ … 160
8. 透析患者のワクチン接種はどうすればいいの？ … 192
9. ダイアライザの前に入れる薬と
後に入れる薬があるのはなぜ？ … 193

索引 … 194
編集・執筆者一覧 … 196
編者紹介 … 198

本シリーズ書籍で使用しているおもな略語一覧

11β-HSD ｜ 11β-hydroxysteroid dehydrogenase　11β-ヒドロキシステロイドデヒドロゲナーゼ
3MGA ｜ 3-monoglucuronyl-glycyrrhetinic acid　3-モノグルクロニルグリチルレチン酸
%CGR ｜ % creatinine generation rate　%クレアチニン産生速度
ACE ｜ angiotensin-converting enzyme　アンジオテンシン変換酵素
ADL ｜ activities of daily living　日常生活動作
ALP ｜ alkaline phosphatase　アルカリホスファターゼ
ALT ｜ alanine aminotransferase　アラニンアミノトランスフェラーゼ
APTT ｜ activated partial thromboplastin time　活性化部分トロンボプラスチン時間
ARB ｜ angiotensin Ⅱ receptor blocker　アンジオテンシンⅡ受容体拮抗薬
AST ｜ aspartic aminotransferase　アスパラギン酸アミノトランスフェラーゼ
ATP ｜ adenosine triphosphate　アデノシン三リン酸
BMI ｜ body mass index　体格指数
BUN ｜ blood urea nitrogen　血中尿素窒素
CART ｜ cell-free and concentrated ascites reinfusion therapy　腹水濾過濃縮再静注法
CGM ｜ continuous glucose monitoring　持続血糖測定
CKD ｜ chronic kidney disease　慢性腎臓病
CKD-MBD ｜ CKD-mineral and bone disorder　慢性腎臓病に伴う骨・ミネラル代謝異常
CT ｜ computed tomography　コンピューター断層撮影
CTR ｜ cardio-thoracic ratio　心胸比
DIC ｜ disseminated intravascular coagulation　播種性血管内凝固症候群
DPP-4 ｜ dipeptidyl peptidase-4　ジペプチジルペプチダーゼ4
DW ｜ dry weight　ドライウエイト
eGFR ｜ estimated glomerular filtration rate　推定糸球体濾過量
EMR ｜ endoscopic mucosal resection　内視鏡的粘膜切除術
ERCP ｜ endoscopic retrograde cholangiopancreatography　内視鏡的逆行性胆道膵管造影
ESA ｜ erythropoiesis stimulating agent　赤血球造血刺激因子製剤
ESD ｜ endoscopic submucosal dissection　内視鏡的粘膜下層剝離術
GA ｜ glycyrrhetinic acid　グリチルレチン酸

GFR ｜ glomerular filtration rate　糸球体濾過量
GL ｜ glycyrrhizin　グリチルリチン
GLP-1 ｜ glucagon-like polypeptide-1　グルカゴン様ペプチド-1
hANP ｜ human atrial natriuretic peptide　ヒト心房性ナトリウム利尿ペプチド
HD ｜ hemodialysis　血液透析
HIT ｜ heparin-induced thrombocytopenia　ヘパリン起因性血小板減少症
IDWG ｜ interdialytic weight gain　透析間体重増加
MEOS ｜ microsomal ethanol oxdizing system　小胞体エタノール酸化系
MRI ｜ magnetic resonance imaging　核磁気共鳴画像法
OD ｜ orally disintegrating (tablet)　口腔内崩壊（錠）
PD ｜ peritoneal dialysis　腹膜透析
PT ｜ prothrombin time　プロトロンビン時間
PTH ｜ parathyroid hormone　副甲状腺ホルモン
PEW ｜ protein energy wasting　たんぱく質・エネルギー消費（消耗）状態
QOL ｜ quality of life　生活の質
SMBG ｜ self-monitoring of blood glucose　血糖自己測定
TIBC ｜ total iron binding capacity　総鉄結合能
TSAT ｜ transferrin saturation　トランスフェリン飽和度
Vd ｜ volume of distribution　分布容積

第 1 章

薬の基礎知識のギモン

Q1 透析患者の薬物療法がむずかしいのはなぜ？

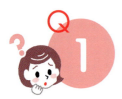

ズバリお答えします！

薬を内服あるいは注射すると、①吸収、②分布、③代謝、④排泄の４つの過程を経ます。透析患者は腎機能が高度に低下し、腎排泄性の薬は尿中へ排泄できないため、血中濃度が上昇します。さらに、尿毒性物質や透析による除去の影響を受けるなど、非透析患者と比較し、薬物動態はとても複雑です。臨床において、薬物療法を行う際は、それぞれの薬の特徴を十分に理解し、医師、薬剤師、臨床工学技士などと連携、確認しながら投与することが望ましいでしょう。

透析患者における薬の過程の特徴

薬は水溶性薬剤と脂溶性薬剤に大きく分類されます。水溶性薬剤と脂溶性薬剤では、腸管からの吸収、血管内から全身組織への分布の程度、代謝、排泄経路が異なり、透析で除去される割合も異なるので、特徴を整理しておきましょう（**表1、2**）。透析患者における薬の吸収、分布、代謝、排泄の各過程の特徴に加え、透析そのものの薬に対する影響について、以下に述べます。

１）吸収

透析導入期など全身浮腫の強いときは、腸管の浮腫により、内服薬の吸収が低下することがあります。逆に激しい腸炎の場合、本来は吸収されにくい水溶性薬剤（バンコマイシン塩酸塩など）が吸収され、血中濃度が上昇することがあります[1]。

表1 ● 水溶性（水に溶けやすい）薬剤と脂溶性（油に溶けやすい）薬剤の特徴

	薬剤例	腸管からの吸収	分布容積 (体内薬物量/血中濃度)	排泄
水溶性薬剤	アシクロビル β-ラクタム系抗菌薬	されにくい	小さい	腎排泄
脂溶性薬剤	アミオダロン塩酸塩 ジゴキシン 三環系抗うつ薬	されやすい	大きい	胆汁・糞便・ 一部腎排泄

2) 分布

　薬は、それぞれ蛋白質に結合する割合（蛋白結合率）が決まっていますが、透析患者では、低アルブミン血症、尿毒性物質の存在、炎症性蛋白の増加により、蛋白結合率は変動します。

　酸性薬剤（ワルファリンカリウム、バルプロ酸ナトリウム、フェノバルビタール、テオフィリンなど）は蛋白結合率が低下し、蛋白質に結合していない遊離型の割合が増加します[2]。遊離型は、生体膜を通過して全身の組織に移行し、分布容積[注]（体内薬物量/血中濃度；Vd）が増大します。遊離型の割合が増えると、血中濃度が治療域であっても、体内薬物量が増加しているため、中毒症状を起こすことがあります。

　逆に透析患者において、塩基性薬剤（リドカイン塩酸塩、ジソピラミドなど）では、蛋白結合率が上昇することがあります。その場合、血中濃度が治療域でも、期待される効果が得られないことがあります[2]。溢水傾向が強ければ、水溶性薬剤の分布容積（Vd）が上昇するため、初回投与量を増量する必要があります[2]。

3) 代謝

　透析患者において、肝臓で代謝される薬にも注意が必要です。肝代謝により水溶性になった代謝物に活性がある場合や毒性がある場合、尿中に排泄されないと、血中濃度が上昇し、中毒症状が出現する可能性があります[2]。

4) 排泄

　薬には、腎臓から排泄されるもの、肝臓で代謝・分解され排泄されるもの、

表2 ● 血液透析による薬の除去について

	薬剤の種類	薬剤例	分子量	蛋白結合率	分布容積
除去されやすい薬剤	水溶性薬剤	アシクロビル β-ラクタム系抗菌薬	小さい（ハイパフォーマンス膜では1,800ぐらいまで除去可能）	低い	小さい
除去されにくい薬剤	脂溶性薬剤	アミオダロン塩酸塩 ジゴキシン 三環系抗うつ薬	大きい	高い (80%以上)	大きい (1L/kg以上)

両方から排泄されるものがあります。透析患者は、腎機能が高度に低下していることから、腎排泄性の薬を投与すると血中濃度が上昇して副作用が現れやすくなります。腎排泄性の薬は水溶性薬剤が多く、透析で除去されることが多いため、投与量の調節が必要です。また、投与禁忌の薬もあるので注意が必要です（**Q2、16ページ**）[3]。

透析による影響

　薬の透析による除去は、分子量、蛋白結合率、分布容積、透析膜の種類や血液浄化法によって決定されます。透析により尿毒性物質が除去されると、薬物代謝は正常に向かいます。

　血液透析では分子量の小さな薬（500以下）や、水溶性のものは透析性が高く除去されやすいですが、蛋白結合率の高い薬は除去されにくいです。また、分布容積が大きいと、血中濃度が低く、透析で除去されにくくなります（**表2**）。したがって、透析性の高い薬の投与は透析後に投与するのが合理的です。バンコマイシン塩酸塩、アミノグリコシド系抗菌薬、炭酸リチウムなどは、透析直後に血中濃度が低下してもすぐに血管外組織から補給されるため、血中濃度が上昇するリバウンド現象がみられます[2]。

　腹膜透析では血液透析のように透析前後で薬物濃度が変化することはなく、蛋白漏出も多いため、比較的分子量が大きい薬でも除去できます。

注）分布容積（Vd）とは、血中濃度と同じ濃度で体の組織に均一に分布したらどのくらいの容積に広がるかという理論上の数値で、血液以外の組織への広がりやすさを示す数値です。「体内薬物量／血中濃度」で計算されますが、分布容積が大きい薬剤ほど、血中濃度は低く組織に移行しやすい薬剤です。一般に脂溶性の高い薬は生体膜を通過し、組織に移行しやすいため、分布容積は大きくなります。

引用・参考文献

1) 平田純生. 透析患者の薬物適正使用. 大阪透析研究会会誌. 27（1）, 2009, 11-6.
2) 長浜正彦. 透析時の薬剤投与の注意と禁忌薬. 成人病と生活習慣病. 44（2）, 2014, 219-22.
3) 要伸也. 薬物療法. 腎疾患治療マニュアル2012-13. 腎と透析2012年72巻増刊号. 東京, 東京医学社, 2012, 199-204.

社会医療法人河北医療財団河北総合病院腎臓内科部長　岡井隆広　おかい・たかひろ

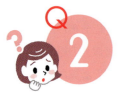

Q2 透析患者が飲んではいけない薬はあるの？

ズバリお答えします！

透析患者に少量でも使用してはいけない薬（禁忌薬）とは、腎排泄性で透析では除去困難なものと、肝臓で代謝される薬であっても、代謝物の蓄積による有害事象が出現する可能性のあるもの、リンやアルミニウムの蓄積をひき起こす可能性のあるものです。

透析患者では禁忌となる薬

透析患者では、腎機能が高度に低下しており、腎臓から排泄される薬は血中濃度が上昇するため、透析で除去する必要があります。透析による除去は薬の分子量、蛋白質との結合率、分布容積（体内薬物量／血中濃度；Vd、**15ページ**）、透析膜の種類や血液浄化法によって決定されます。とくに血液透析による除去能を推測するパラメーターは、薬の蛋白結合率と分布容積とされ[1]、以下の条件にあてはまる薬は、透析では除去されにくいといわれています[2]。

①蛋白結合率が90％以上の薬
②分布容積が2L/kgの薬
③分布容積が1〜2L/kgで、かつ、蛋白結合率が80％以上の薬
④分子量2,000以上の薬（透析膜、透析時間などの透析条件によって異なる）

したがって、透析患者に少量でも使用してはいけない薬（禁忌薬）とは、腎排泄性で①〜④にあてはまる透析では除去困難なものと、肝臓で代謝される薬であっても、代謝物の蓄積による有害事象が出現する可能性のある薬です[3]。日常的に使用頻度の高い代表的な薬を**表**に示します[4]。これ以外にも

表 ● 透析患者が飲んではいけない代表的な薬（文献4を参考に筆者作成）

分類		一般名	商品名
糖尿病治療薬	スルホニル尿素（SU）薬	グリメピリド	アマリール®
		グリベンクラミド	オイグルコン®、ダオニール®
	速効性インスリン分泌促進薬	ナテグリニド	スターシス®、ファスティック®
	ビグアナイド薬	メトホルミン塩酸塩	メトグルコ®、グリコラン®
		ブホルミン塩酸塩	ジベトス®
	DPP-4阻害薬	トレラグリプチンコハク酸塩	ザファテック®
血管拡張薬・肺高血圧症治療薬	PDE-5阻害薬	タダラフィル	アドシルカ®
	前立腺肥大治療薬	タダラフィル	ザルティア®
	徐放性不整脈治療薬	ジソピラミドリン酸塩	リスモダン®R
	不整脈治療薬	シベンゾリンコハク酸塩	シベノール®
		ソタロール塩酸塩	ソタコール®
	経口トロンビン直接阻害薬	ダビガトランエテキシラートメタンスルホン酸塩	プラザキサ®
	経口直接Xa阻害薬	アピキサバン	エリキュース®
		エドキサバントシル酸塩水和物	リクシアナ®
		リバーロキサバン	イグザレルト®
抗精神病薬	抗うつ薬（SNRI）	デュロキセチン塩酸塩	サインバルタ®
		ベンラファキシン塩酸塩	イフェクサー®SR
	セロトニン・ドパミン遮断薬（SDA）	パリペリドン	インヴェガ®
	気分安定薬	炭酸リチウム	リーマス®
	ミオクローヌス治療薬	ピラセタム	ミオカーム®内服液
	骨粗鬆症治療薬ビスホスホネート	エチドロン酸二ナトリウム	ダイドロネル®
		リセドロン酸ナトリウム水和物	アクトネル®、ベネット®
	抗リウマチ薬/代謝拮抗薬	メトトレキサート	リウマトレックス®
	抗パーキンソン病治療薬/インフルエンザ治療薬	アマンタジン塩酸塩	シンメトレル®
	片頭痛治療薬	リザトリプタン安息香酸塩	マクサルト®
	痛風治療薬	コルヒチン	コルヒチン

表● つづき

分類	一般名	商品名
高脂血症治療薬	ベザフィブラート	ベザトール®SR
	フェノフィブラート	トライコア®、リピディル®
抗アレルギー薬	レボセチリジン塩酸塩	ザイザル®
抗ウイルス薬（C型肝炎治療薬）	ソホスブビル	ソバルディ®
	ソホスブビル/レジパスビルアセトン付加物	ハーボニー®
	リバビリン	レベトール®、コペガス®
抗腫瘍薬/代謝拮抗薬	オテラシルカリウム・ギメラシル・テガフール	ティーエスワン®
	フルダラビンリン酸エステル	フルダラ®
経口腸管洗浄薬（下剤）	リン酸二水素ナトリウム一水和物	ビジクリア®配合錠
アルミニウム含有製剤	水酸化アルミニウムゲル	マーロックス®
	スクラルファート水和物	アルサルミン®
	ジサイクロミン塩酸塩	コランチル
	タカヂアスターゼ	S・M配合散

※表以外にも透析患者に禁忌薬があるので、詳細は添付文書などで確認すること。経口薬のみ記載しているが、注射薬にも禁忌薬が多数あるので注意が必要。

禁忌薬があるので、添付文書などで確認してください。

透析膜の影響

　AN69®膜（アクリロニトリルメタリルスルホン酸ナトリウム膜）の透析膜を使用している患者では、降圧薬であるアンジオテンシン変換酵素（ACE）阻害薬を服用していると、血管浮腫（顔面浮腫、喉頭浮腫）、血圧低下、嘔吐などのアナフィラキシー症状を発現することがあるので、禁忌となっています[5]。

引用・参考文献

1) 門脇大介ほか. 薬物の透析性について考える. 日本透析医学会雑誌. 45（2）, 2012, 129-30.
2) 平田純生編. "透析患者の薬物投与設計". 腎不全と薬の使い方Q&A. 東京, じほう, 2005, 112-41.
3) 平田純生. 透析患者の薬物適正使用. 大阪透析研究会会誌. 27（1）, 2009, 11-6.
4) 日本腎臓病薬物療法学会. 腎機能低下時に最も注意の必要な薬剤投与量一覧. 2019年改訂（31版）. (https://www.jsnp.org/docs/JSNP-yakuzai_dosing_32.pdf, 2019年4月閲覧).
5) 厚生省薬務局編. 医薬品副作用情報. 115, 1992, 7-8.

社会医療法人河北医療財団河北総合病院腎臓内科部長　岡井隆広　おかい・たかひろ

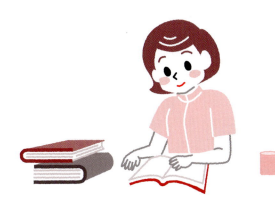

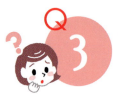

Q3 透析患者はなぜ薬が多いの？ たくさんの薬を同時に飲んでもいいの？

ズバリお答えします！

透析患者にはおもに、①腎臓のはたらきを補う薬、②合併症を改善する薬、③血圧、血糖、脂質を管理する薬が処方されており、どうしても種類が多くなります。複数の薬を同時に飲むことによって、望ましくない問題が起こることにも注目が集まっています。

透析患者に処方されている薬の数

　当院の透析患者には1人あたり平均8.2種類、1日平均15.3錠の薬が処方されていました（2018年11月調査）。この数字は、2015年に永野ら[1]が報告している平均8.6種類、平均17.8錠とほぼ同等です（**図1**、**2**）[1]。確かに透析患者には多種類の薬が処方されています。

透析患者に多くの薬が処方されている理由

　透析患者の合併症・症状に対して使われている薬は**表1**[2,3]のようになります。大きくは、①透析だけでは肩代わりできない腎臓のはたらきを補う薬、②かゆみや便秘のような症状をよくする薬、③高血圧、糖尿病、脂質異常症などを治療する薬に分けられます。

　①については、リン、カルシウム、副甲状腺ホルモン、貧血などを望ましい状態に近づけ、維持するための目標がガイドラインとして示されていますから、その目標に向かって薬が処方されます。②については、かゆみや便秘などの症状がよくなると、患者のQOLがよくなるばかりでなく、生命予後もよくなるといわれています[4]ので、これらの症状の治療薬も重要です。③

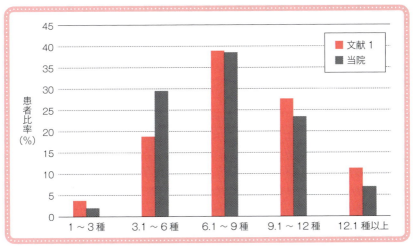

図1 ● 1日あたりの処方薬剤の種類数と患者比率（％）（文献1を参考に作成）

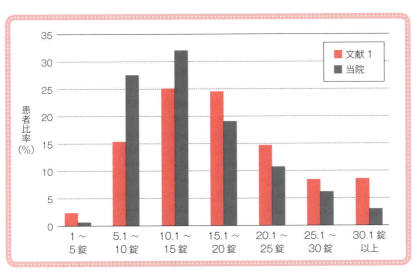

図2 ● 1日あたりの処方錠数と患者比率（％）（文献1を参考に作成）

については、血圧や血糖、脂質の管理をそれぞれの学会や日本透析医学会の
ガイドラインに準じて、血圧や血糖の下がりすぎにも注意しながら薬を調整

表1 ● 透析患者の症状・合併症と使用されるおもな薬剤 （文献2、3を参考に作成）

合併症・症状	使用される薬剤
高血圧	降圧薬
高血糖	経口血糖降下薬
便秘	下剤
かゆみ	抗ヒスタミン薬、抗アレルギー薬、保湿剤、ステロイド外用剤
貧血	エリスロポエチン製剤、鉄剤
骨・リン・カルシウムの異常	高リン血症治療薬（リン吸着薬）、カルシウム受容体作動薬、活性型ビタミンD_3製剤
心疾患	β遮断薬、抗不整脈薬、抗血小板薬、スタチン
胃腸症状	プロトンポンプ阻害薬、粘膜保護薬、H_2受容体拮抗薬、整腸薬
不眠	睡眠薬

します。このように患者の訴えに耳を傾け、QOLをよくしよう、さまざまな検査結果を適正にして生命予後をよくしようと努力するほど、薬の種類も錠数も増えてしまうということになります[5]。

多くの薬を同時に飲んでも問題はない？

　最近は複数の薬を同時に飲むことによって、望ましくない問題が起こることが注目されており、これを「ポリファーマシー」といいます。私たちが日常よくみるふらつき、転倒、便秘、食欲不振などが、投与された薬によって起こる場合があります（**表2**）[6]。また、それらの症状が薬の副作用と気づかれず、その症状を治療するためにさらに別の薬が投与されることがあり、これを「処方カスケード」といいます。薬の錠数が増えると飲み残しが多くなったり、管理ができなくなったりして残薬が増えることも知られています[6]。これでは期待された薬の効果が出ないことになります。

多剤処方を防ぐには

　「患者の訴えが薬の副作用ではないか」、また「患者がうまく薬を飲めず、

表2 ● 薬剤で起こりやすい症状と原因薬剤 (文献6を参考に作成)

症状	原因薬剤
ふらつき・転倒	降圧薬、睡眠薬、抗不安薬、抗ヒスタミン薬
抑うつ	降圧薬、抗不安薬、抗精神病薬、抗甲状腺薬
認知機能の低下	降圧薬、睡眠薬、抗不安薬、抗ヒスタミン薬
せん妄	降圧薬、睡眠薬、抗不安薬、抗ヒスタミン薬
食欲低下	非ステロイド性抗炎症薬、アスピリン、高リン血症治療薬（リン吸着薬）、カルシウム受容体作動薬
便秘	高リン血症治療薬（リン吸着薬）、睡眠薬、抗不安薬、α-グルコシダーゼ阻害薬
排尿障害・尿失禁	睡眠薬、抗不安薬、胃腸鎮痛鎮痙薬

薬の効き目が出ていないのではないか」などを患者から聞きとって、医師、薬剤師、臨床工学技士と相談することが有効です。医師が「患者がきちんと飲めていないことを知らず、さらに薬を増やしてしまうこと」を防ぐ必要があります。リンの値を下げるには透析量を増やす、かゆみをとるために透析方法を変えるなど、薬に頼らず透析方法を工夫することも大切で、臨床工学技士のアドバイスが役に立ちます。患者が自ら治療に参加する（アドヒアランス）ために、患者が飲みやすく、介護者が管理しやすい剤形や方法について、薬剤師と相談することも必要です。

　栄養状態のよい青壮年の透析患者では、透析時間を延ばし、透析効率を上げ、薬をきちんと飲んでリン値をしっかりと下げて管理することが長生きにつながるといわれています。しかし、栄養状態のよくない患者や高齢者では、ガイドラインの順守以上に、しっかりと食べて体を動かし、フレイルを防ぐことが大切な場合があります。個々の患者の病状、身体機能、認知機能、サポートの有無、そして何よりも患者の気持ちに耳を傾け、優先順位をつけて薬を選び、服用を支援することが大切です。そのためには多職種の協力が必要で、なかでも患者のいちばん身近にいる看護師の役割は重要です。

引用・参考文献

1) 永野伸郎ほか. リン吸着薬に医薬品添加剤として含まれるマグネシウムが透析患者の血清マグネシウム値に影響する可能性. 日本透析医学会雑誌. 49 (9), 2016, 571-80.
2) 大井一弥. "透析患者の薬物治療". ライフステージや疾患背景から学ぶ臨床薬理学:テーラーメイド薬物治療の基本知識と処方の実際. 東京, 羊土社, 2017, 116-9.
3) 古久保拓. 透析患者のポリファーマシー対策:薬剤師の立場から. 臨牀透析. 33 (4), 2017, 347-53.
4) 山本舞. 便を出しやすくする薬:下剤. 透析ケア. 23 (3), 2017, 224-7.
5) 伊藤恭子ほか. リン吸着薬処方錠数の増加は服薬アドヒアランス低下およびリン管理不良と関連する. 日本透析医学会雑誌. 49 (7), 2016, 475-82.
6) 秋下雅弘. "ポリファーマシーの実態と問題点". 高齢者のポリファーマシー:多剤併用を整理する「知恵」と「コツ」. 東京, 南山堂, 2016, 2-8.

社会医療法人健和会健和会病院透析内科医長／透析センター長 **熊谷悦子** <くまがい・えつこ>

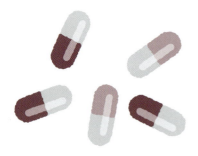

Q4 透析患者は市販の風邪薬や胃薬を飲んでもいいの？

ズバリお答えします！

　医師の処方がいらない薬でも、薬剤師や登録販売者から説明を聞いたうえで購入できますが、透析患者であることや、今どんな薬を飲んでいるかを伝えるように、日ごろから患者に説明しておきましょう。透析患者にとって禁忌の薬や、量や回数を減らす必要がある薬もあります。また、今、処方されている薬と重複する可能性もあります。

処方薬とOTC医薬品

　透析患者は1日おきに透析に来るので、風邪や胃腸の症状があったときは透析施設で医師に診てもらい、薬を処方してもらうことが多いです（医療用医薬品または処方薬）。一方、休日や旅行先などでは、医師の処方なしで買える薬（一般用医薬品〈over the counter；OTC医薬品〉）を利用する場合があります。医師の処方がいらない薬であっても、薬剤師や登録販売者から説明を聞いたうえで購入できるので、透析患者であることや、今どんな薬を飲んでいるかを伝える必要があります。透析患者が飲んではいけない薬（禁忌）が渡されたり、量や回数を減らして飲まなければいけない薬が健常人と同じように渡されたり、今処方されている薬と重複して飲んだりしないように、患者に注意するよう指導します。最近ではインターネットの通信販売で購入することもできるので、添付文書を確認して、使用上の注意の「してはいけないこと」のなかに「透析患者」「腎臓病で治療を受けている人」の記載がないかを確認する習慣をつけるように促します（**表**）[1, 2]。

表 ● 一般用医薬品などの分類と取り扱い (文献1, 2を参考に作成)

分類		取り扱い	リスク	インターネットなど通信販売	薬の例
要指導医薬品		医療用に準じた薬剤。一般用になって間もないものや劇薬など。薬剤師からの指導・文書での情報提供を受ける必要あり	不確定もしくは高い	できない	アレルギー治療薬の一部 劇薬 むくみ改善薬
一般用医薬品	第1類医薬品	薬剤師からの指導・文書での情報提供を受ける必要あり	高い	できる	H_2ブロッカー 一部の鎮痛薬 ニコチン貼付剤
	第2類医薬品	薬剤師・登録販売者は情報提供に努める		できる	おもな風邪薬 解熱鎮痛薬
	第3類医薬品	薬剤師・登録販売者からの情報提供の義務なし	低い	できる	おもな整腸薬 ビタミン剤

患者自身で入手できる薬の注意点

1) H_2 受容体拮抗薬

　ガスター10、イノセア®ワンブロック、アシノン®Zなどは、ヒスタミンのH_2受容体への結合を防ぎ、胃酸の分泌を抑えます。胃痛、胸やけ、もたれ、むかつきなどの症状に対して効果があります。しかし、市販されているH_2受容体拮抗薬はすべて腎臓から排泄されますので、透析患者では血中濃度が上がります。医療用医薬品では減量すれば使えますが、OTC医薬品ではすべて禁忌となっています。

2) アルミニウムを含む胃腸薬

　アルミニウムは胃酸を中和する作用があり、胃痛、胃もたれ、胸やけ、胃酸過多などの症状に有効ですが、透析患者では尿中への排泄がなく、蓄積すると脳症、骨症、貧血のもとになります。スクラート胃腸薬、イノセア®グリーン、太田胃散、ガストール®、ザッツ®、新キャベ2コーワ、第一三共胃腸薬などが禁忌です。

3）消炎鎮痛薬

　プロスタグランジンのはたらきを抑えて、痛みや発熱を改善させるため、プロスタグランジンの胃粘膜保護作用、腎血流維持作用が障害されます。そのため胃腸への症状が出現したり、残っている腎機能が悪化して尿量が減ることがあります。ロキソニン®S、ナロンメディカルは禁忌、ナロンエースR、ハッキリ®エースαは使用を控える薬、ルミフェン®、イブ®A、ナロンエースは注意が必要な薬となります。

4）抗ヒスタミン薬

　鼻炎用の内服薬であるストナリニ®Z、コンタック®鼻炎Zは腎臓で排泄され、透析では除去されないため、透析患者では血中濃度が上がるので禁忌となっています。アレグラ®FXは肝臓で排泄されるため、透析患者では半量に減らすことが推奨されています[3～5]。

5）風邪薬

　風邪の熱や痛み、咳、鼻水などに対して、消炎鎮痛薬、咳止め、去痰薬、抗ヒスタミン薬などが配合されたもので、透析患者に有害な成分が含まれている可能性がありますので、少量、短期間がおすすめです。もっとも大切なことは、透析患者の2大死亡原因である感染症と心不全を、風邪と思ってしまわないことです。肺炎や敗血症の発熱を風邪と考えたり、心不全、肺水腫からくる咳、痰を風邪と考えてOTC医薬品で対処してしまうと危険であることを、日ごろから患者に説明しておきましょう。

引用・参考文献

1）厚生労働省．一般用医薬品のリスク区分．（https://www.mhlw.go.jp/file/05-Shingikai-11121000-Iyakushokuhinkyoku-Soumuka/0000050568.pdf，2019年4月閲覧）．
2）日本調剤．一般用医薬品等（OTC医薬品）の活用術：知っておきたい薬の種類．（https://www.nichou.co.jp/medicine/otc/，2019年4月閲覧）．
3）長谷川浩三．"患者自身で入手できる注意すべき薬剤"．透析患者の薬剤ポケットブック．改訂2版．平田純生編．大阪，メディカ出版，2016，232-41．
4）長谷川浩三．"注意が必要なOTC薬・サプリメント"．透析患者のくすりカラー大事典：服薬指導の強い味方！ナース必携．透析ケア2015年冬季増刊．平田純生編．大阪，メディカ出版，2015，244-54．
5）三浦裕子ほか．OTC薬・サプリメントの活用と注意点．透析スタッフ．3（1），2015，98-103．

社会医療法人健和会健和会病院透析内科医長／透析センター長　熊谷悦子　くまがい・えつこ

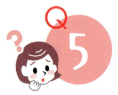

Q5 半減期って何？

ズバリお答えします！

薬の効果は投与量ではなく、血液中の濃度と相関します。半減期とは、薬の血液中の濃度が2分の1に減少するのに要する時間のことです。透析患者は健常人に比べて半減期の延長、短縮があるため、飲み方に注意が必要です。

薬の効果は血液中の濃度と相関する

　腎不全患者には合併症管理のため多くの薬が投与されています。そして、腎臓は薬が排出される主要な経路であるため、透析医療にかかわる医療者は、薬の投与量や投与間隔、併用薬による影響をつねに意識していなければなりません。当然のことですが、薬を投与する場合、副作用のリスクを避けて通ることはできません。経口もしくは静脈内に投与された薬はすべて、最終的に血管内に移行し、標的臓器に運ばれていきますので、薬の効果はその投与量ではなく、血液中の濃度と相関します。したがって適切な薬物療法を行うためには、効果が十分発揮され、かつ副作用をできるだけ避けられるよう血液濃度を維持することが大切になり、「半減期」という概念を理解することが必要になるのです。

半減期とは

　半減期は「ある薬物の血液中の濃度が2分の1に減少するのに要する時間」と定義されます。薬を内服すると、腸管などから吸収され、血流にのって全身に分布し、最終的に肝臓や腎臓で代謝され、排泄されていきます。ですか

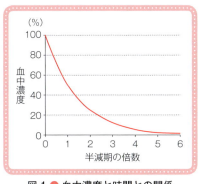

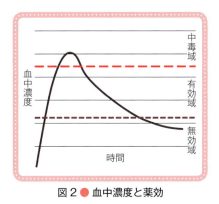

図1 ● 血中濃度と時間との関係　　図2 ● 血中濃度と薬効

ら、薬の血中濃度は、半減期で50％に低下し、半減期の2倍の時間が経過すると25％、3倍で12.5％、4倍で6.25％になり、半減期の5倍の時間で最初の濃度の3.125％にまで低下します。つまり、薬を服用してから半減時の4倍以上の時間が経つと、その90％以上は排泄されているということになります（図1）。

　薬はその溶解性により、水に溶けにくいもの（脂溶性）と水に溶けやすいもの（水溶性）とに分けられます。脂溶性薬剤は細胞膜（細胞膜は脂質でできています）を通過しやすいため、組織に速やかに移行し、生体内に広く分布し、体内から消失しにくくなるため、半減期が延長します。一方、水溶性薬剤は組織に移行しにくく、血管内にたまる割合が大きいため、体内の水分量を増やしてクリアランスを大きくすることができれば（洗濯槽を大きくし水量を増やすことにより、速くきれいにするということ）、半減期は短縮します。

半減期と慢性腎不全

　適切な薬物療法を行うためには、薬理作用が最大限になり、かつ副作用が最小限になるような血中濃度域内におさまるようにしなければなりません（図2）。そして、半減期が長い薬を使うと、中毒性の副作用が生じた場合、

その副作用も長く続いてしまうというリスクがあります。
1）半減期の延長
　腎不全患者では、腎排泄型薬剤の半減期が延長します。たとえば、透析患者でよく使われる抗菌薬のセフカペンピボキシル塩酸塩水和物（フロモックス®）の半減期は通常1時間ほどですが、末期腎不全患者では4時間程度に延長します。したがって、1日量を一般的な300mgから100mgに減量する必要があります。ただし、透析である程度除去されるため、透析期では1日200mgとしても問題はないようです。さらに、たとえ腎排泄型薬剤であっても早期に有効治療濃度に到達するように投薬開始1日目は300mg/dayとし、その後減量して維持量とすることもあります。また、透析患者は歯科や整形外科、皮膚科など他科を受診する機会が多いのですが、抗菌薬を一律に半量とされている場合も散見されます。たとえば、非腎臓専門医が投与量を間違えやすい抗菌薬として、レボフロキサシン水和物（クラビット®）があります。通常の1日量は500mgで、半減期は7時間程度ですが、透析期になると24時間程度に延長します。したがって透析患者では、初回のみ500mgとし、以後48時間ごとに維持量250mgを投与するのが一般的です。

2）半減期の短縮
　一方、腎不全患者でも、肝代謝型薬剤のなかには逆に半減期が短縮する場合があります。たとえばワルファリンカリウム（以下ワルファリン）は、通常42時間程度の半減期が、腎不全患者では30時間程度に短縮します[1]。腎不全患者ではアルブミン濃度が低いことが多く、アルブミンに結合していないフリーのワルファリンが増えます。肝臓で代謝されるのは蛋白質に結合していないフリーのワルファリンだけであるため、代謝排泄される薬が結果的に増えてしまうのです。

新しく投与する薬はつねに確認を

　絶えず新しい薬が加わっていく現在、医療者も個々の薬すべての特徴を覚えておくことはできませんが、高齢化がすすみ、合併症の多い透析患者には、

腎臓専門医以外のさまざまな科からの処方薬も多く、広範囲の薬に対する知識が必要とされます。したがって、まずは透析患者の薬物療法の原則を意識し、個々の薬については、使用する際に確認していくという意識が大切であると思われます。

引用・参考文献

1) Bennett, WM. Guide to drug dosage in renal failure. Clin. Pharmacokinet. 15 (5), 1988, 326-54.

医療法人社団善仁会成城じんクリニック院長　**水野章子**　みずの・あきこ

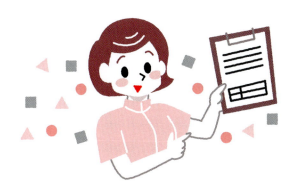

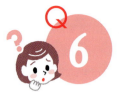

Q6 透析される薬とされない薬があるの？血液透析と腹膜透析では同じなの？

ズバリお答えします！

薬の透析性は、分子量よりも、脂溶性か水溶性か、蛋白結合率が高いかなどの要因に左右されることが多く、総合的に判断する必要があります。トータルでみた透析性では、血液透析と腹膜透析の差はほぼないものと思われます。

薬の透析性

　薬はその溶解性により水に溶けやすい（水溶性）腎排泄型薬剤と、水に溶けにくい（脂溶性）肝代謝型薬剤に分けられます。また、一般的な物質の透析性は、その分子量により規定されています（図1）が、薬の透析性を推測するためには、分子量よりも、下記の2点が大切なパラメーターになります。

①蛋白結合率：血漿中の薬のうち、蛋白質（おもにアルブミン）と結合している薬の割合。透析では、蛋白質と結合していないフリーの薬のみが除去されます。

②脂溶性か水溶性か：水溶性の薬は血漿中にたまるため、透析で速やかに浄化できます。

　分子量が小さくても、蛋白結合率が高く、生体内に広く分布し、脂溶性が高く血漿中にあまり存在しない場合、透析性が低いことが予測されるのです。

1）脂溶性薬剤

　私たちの細胞膜は蛋白質と脂質でできているため、脂質に溶けやすい薬のほうが、腸管から吸収されやすく、全身の組織に速やかに移行し、そこで蛋白質と結合します。透析では、蛋白質と結合していないフリーの薬のみが除

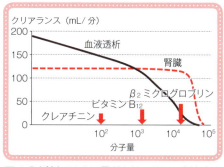
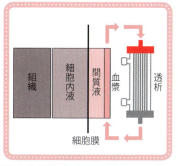

図1 ● 透析では分子量がクリアランスを決める　　図2 ● 組織・細胞内は透析されにくい

去されますから、脂溶性薬剤は透析されにくくなります。たとえば、ジゴキシン（分子量 780）は、分子量は小さいですが、脂溶性が高く、心筋や骨格筋内に高濃度で分布するため、透析されにくい薬です[1]。また、ワルファリンカリウム（分子量 346）も、分子量は小さいのですが、蛋白結合率が 99% と高く、フリーのワルファリンカリウムが少ないため、透析では除去されにくい薬です[2]。

2）水溶性薬剤

　一方、水溶性薬剤は、細胞膜を通過しにくく組織に移行しにくいため、血漿や間質液（細胞外液）中に存在しやすく、透析で速やかに浄化できます（図2）。したがって、このタイプの薬は、透析施行後に投与するなど投与のタイミングが大切になります。β-ラクタム系抗菌薬のセファゾリンナトリウム水和物（セファメジン®α）（分子量 567）は、最大 50% 程度が透析で除去されてしまうため、透析後に投与すべきです。

　なお、薬の透析性が変化する要因としては、薬の特性（蛋白結合率、脂溶性、分子量）のほかに、ダイアライザの特性（透析膜の種類や膜面積など）や、透析方法の特殊性（血流量、透析液流量、透析時間など）もあります。

血液透析と腹膜透析の差

　腹膜の面積はその患者の体表面積とほぼ等しく、孔径は 40〜200Å と透

析膜に比べてかなり大きいのですが、その数はダイアライザよりかなり少なくなっています。そのため、腹膜透析（PD）による薬物クリアランスは、血液透析（HD）に大きく劣りますが、PDでは透析が持続的に行われるため、1週間あたりのクリアランスはHDと遜色ないものになります。また中〜大分子量物質の除去効率は、PDのほうが優れていますが、多くの薬は、小分子量領域（分子量200〜1,500、クレアチニンとビタミンB_{12}の間）に属しており（図1）、PD患者とHD患者の薬剤総投与量はほぼ同じに設定してよいとされています。HDとPDの基本的な原理は同じであるため、HDでは除去されないがPDでは除去されるという薬もありません。また、HDで除去される薬はHD後に追加投与する必要がありますが、PDでは薬の血中濃度に急激な変化がないため、追加投与を考慮する必要はありません。PD患者への薬の腹腔内投与は、腹膜炎治療時の抗菌薬投与を除き、ほとんど行われていません。

引用・参考文献

1) 平田純生ほか. ジゴキシンの投与法：腎不全, 血液浄化法との関連. ICUとCCU. 21 (7), 1997, 619-24.
2) 平田純生ほか編. 透析患者への投薬ガイドブック. 改訂2版. 東京, じほう, 2009, 132-3.

医療法人社団善仁会成城じんクリニック院長　水野章子　みずの・あきこ

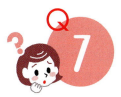

Q7 口から飲む薬と回路から入れる薬は何が違うの？

ズバリお答えします！

薬は体内で、吸収→（初回通過効果）→分布→代謝→排泄という流れで動きます。しかし、回路から入れる注射薬は血管に直接入るため、「吸収」と「初回通過効果」の過程を飛ばして考えることができます。また、透析の影響を受けないようにする工夫も必要です。

薬の体内での動き

　口から飲む薬と回路から入れる薬の違いを知るためには、薬物動態を学ぶ必要があります。薬物動態とは投与された薬が吸収（absorption）、分布（distribution）、代謝（metabolism）、排泄（excretion）されるまでの薬の体内での動きのことをいいます。それぞれの頭文字をとって「ADME（アドメ）」と呼ばれています。

1）吸収

　まず、錠剤やカプセル、粉薬といった飲み薬の動きを考えてみましょう。口から飲んだ薬は胃に入り、そこで溶けはじめてから十二指腸や小腸を通過していくなかで腸管粘膜から「吸収」されていきます。

2）分布

　腸管吸収を受けると門脈に入り肝臓に移ります。消化管や肝臓にある代謝酵素によって一部の薬は代謝を受けてしまいます。これを「初回通過効果」といいます。初回通過効果を受けなかった薬だけが全身循環にのって組織に「分布」していきます。血液のなかに入ると薬は血液中の蛋白質と一部結合し

（結合型）分子量が大きくなってしまうため、細胞膜を通過することができません。薬剤によって結合型の割合が異なり、結合しなかった遊離型のみが組織に分布することができます。組織に入った遊離型はそこで薬効を発揮します。

3）代謝

　薬は体にとって異物です。この異物の体内での効力をなくし、不活性化する過程が「代謝」になります。代謝はおもに肝臓に存在しているシトクロムP450という酵素によって行われます。

4）排泄

　代謝により生体にとって危険のないかたちにしたら、これを体外に除去していきます。それが「排泄」で、体の外に出すということです。この排泄を担っている臓器がおもに腎臓になるわけです。

　ここまでは腎機能が正常な人の薬物動態です。では透析患者の薬物動態も同様でしょうか。

透析患者における薬の体内での動き

　透析患者のADMEは同じように考えることはできません。

　「吸収」では、消化管浮腫の影響で腸管吸収がやや低下するといわれています。

　腎疾患によっては血液中の蛋白質が減少していることがあり、遊離型の薬物が増えてしまうため、体のなかに「分布」する割合が増えてしまいます。

　そしてもっとも考えなくてはならないのが「排泄」になります。薬は、肝臓に代謝されて薬効を失う「肝代謝型」と、腎臓によって未変化のまま排泄される「腎排泄型」に大きく分類できます。この「腎排泄型」の薬は透析患者の腎臓では排泄することができないため、使用するには注意が必要です。透析患者の飲み薬は、すべての薬を健常人と同じように使うことはできません。その薬一つひとつのADMEをしっかりと考えたうえで選択し、安全に使用できるかを検討する必要があります。

回路から入れる薬の動き

　一方で、回路から入れる注射薬は血管に直接入っていくので、「吸収」と「初回通過効果」の過程を飛ばして考えることができます。血液中に入った薬は全身をくまなく回り、すぐに効果を得ることができます。単に静脈からの点滴注射であれば、分布・代謝・排泄について考えればよいのですが、透析患者の回路から入れる薬は、もう少し考えないといけないことがあります。

　透析を開始してすぐに静脈から薬を投与すると、当然、透析の影響を受けて体に分布する前に除去されてしまいます。薬が除去される程度は、「薬自体の大きさ（分子量）」「蛋白質と結合している割合（蛋白結合率）」「分布する組織の大きさ（分布容積）」「透析膜の種類」によって決まります。これらを考慮して薬の投与方法を検討することは大切ですが、そもそも薬を投与するときは透析終了後、もしくは終了間際に点滴を開始することで、透析の影響を受けないようにする工夫も必要です。また、内服との違いとして、投与時に清潔操作が必要なことがあげられます。直接、薬剤を血液中に投与するということは、血流に微生物が混入して感染症を起こす危険性があるためです。医療者側の正しい手技が求められます。

東京医科大学病院薬剤部薬剤師　岩崎藍　いわさき・あい

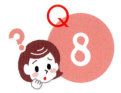

Q8 薬はつぶして飲んでもいいの？

ズバリお答えします！

薬には、つぶして飲んでもいいものとつぶして飲んではいけないものがあります。つぶしてはいけない理由は、「少ない服用回数で長時間効果を持続させる」「湿気や光に弱い」「胃酸に弱い」「強い苦みや刺激がある」といったことにより、薬に何らかの工夫が施されているからです。つぶして飲みたい理由がわかれば、患者の希望に添った剤形や服薬ツールの提案ができます。

薬をつぶして飲んではいけない理由

1）少ない服用回数で長時間効果を持続させる

　薬の有効成分が徐々に体内に放出され、少ない服用回数で長時間効果が持続するように工夫された薬はつぶしてはいけません。このような薬は徐放性製剤（徐放剤）といいます。徐放剤はつぶして飲んだ場合、有効成分が体内に一気に放出され、効果が持続されないだけでなく、急激に血中濃度が上昇するなど、場合によっては危険な症状が起こるおそれがあります。例として、ニフェジピン徐放錠をつぶした場合、急激な血圧低下や頭痛、顔面紅潮などの副作用が懸念されます。

2）湿気や光に弱い

　湿気や光に弱く、製剤を安定させるための工夫がされている薬もつぶしてはいけません。このような薬はつぶすことにより、有効成分が変質するおそれがあります。例として、Kアスパルテート製剤の錠剤をつぶした場合、空気中の湿気で湿潤してしまい、錠剤の表面が割れたり、べたついたりするた

め服用しづらくなります。

3）胃酸に弱い

　薬の有効成分が胃酸に弱いため、錠剤の周りをコーティングして、腸で溶けて吸収されることで効果を現すように工夫されている薬もつぶしてはいけません。このような工夫がされた薬は、つぶすことにより胃酸で失活し、期待された効果が得られません。例として、エリスロマイシンステアリン酸塩錠は胃酸に弱いので、腸で溶けるようにつくられており、つぶした場合は有効成分が失活し、治療効果が十分に得られないことになります。

4）強い苦みや刺激がある

　薬には非常に強い苦みや刺激のあるものがあり、飲みやすさを考えて錠剤としているものはつぶすことで飲みにくくなります。例として、クラリスロマイシン錠は苦みが強く、つぶして飲んだ場合、口のなかの苦みがなかなか消えず、その結果、水分を多くとるおそれがあります。透析患者の多くは水分制限がありますので、不必要な水分摂取は避けたいところです。

　以上、錠剤について述べましたが、カプセル剤についても錠剤と同様の理由で、カプセルを開けて服用してはいけないものがあります。

剤形変更や服薬しやすいツールの紹介

　どの薬がつぶせるのか、どのカプセル剤なら開けてよいのか、見た目や薬剤名だけではなかなかわかりにくいため、つぶして飲みたいときなどはかならず薬剤師に相談するようにしてください。できるかどうかの返答だけでなく、患者のライフスタイルに合わせた支援が可能な場合があります。

　薬によっては錠剤から同成分の散剤へ、またはラムネのように口のなかで溶けて、水なしで服用可能なOD錠という口腔内崩壊錠への剤形変更が可能です。状況に応じて、つぶせる同効薬への変更、服用タイミングの変更を提案し、医師から了承を得ることもあります。

　薬の変更をしなくても、服薬補助剤など服薬しやすくなるツールを紹介したり、簡易懸濁法という湯に溶かす服薬を指導することで解決できるケース

もあります。薬剤師に相談する際は、「錠剤が大きすぎて飲みづらい」「認知症があり錠剤を拒否するのでつぶして飲ませたい」など、理由も教えてもらえると、患者、家族の状況に応じた提案ができます。

遠慮せずに薬剤師に相談を

　処方された薬の効果をきちんと得るために、「一体これはどういうことだろうか？　こんなことを聞いたら笑われるかな？　怒られるかな？」と患者、家族が思っているようであれば、薬剤師に遠慮なく相談するように伝えてください。私たち医療者は、患者、その家族が病気に対してより関心をもち、正しい知識を得て治療に参加、実践してもらう手助けをしています。患者、家族を叱ることは簡単ですが、それは最良の方法とはなりません。患者、家族からの質問を、自身の病気に対してさらに理解を深めてもらう、よい機会と捉えます。そしてそれは、私たち医療者自身のスキルアップにもつながると思います。

医療法人衆和会長崎腎病院薬剤課薬剤師　矢野未来　やの・みき

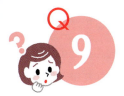

Q9 たくさん処方される薬に優先順位はないの？

ズバリお答えします！

たくさん処方される薬に「優先順位はある」といえますが、そのまま患者や家族に伝えるのはやめましょう。患者や家族から薬の優先順位について尋ねられたときは、まずは傾聴して患者や家族がなぜそのように考えているのか、理由を確認します。

透析患者の薬が多い理由

透析患者に多数の薬が処方されることは珍しいことではありません。透析に至ったもともとの原疾患で服用していた薬をそのまま継続する場合もありますし、透析導入後に起こる合併症のために開始された薬など、その種類は多岐にわたります。また、透析とは関連のないほかの疾患をもっている場合は、その薬の服用も必要です。

薬の優先順位について、患者や家族から質問を受けることもあると思います。また、看護師であるみなさんが「この人は薬をたくさん飲んでいるけれど少し減らせないのか？」と思うこともあるでしょう。

率直にいうと、たくさん処方される薬に優先順位はある、と考えられます。ただし、医師もいきなり処方薬について優先順位を聞かれても返答に戸惑うことと思います。

まずは傾聴しよう

患者の原疾患、合併症や自覚症状にもよりますが、優先順位の高いものとして狭心症や不整脈などの心臓の薬、血圧の薬、てんかんの薬、抗血小板薬

や抗凝固薬など、生命にかかわる可能性が高い薬がまずあげられます。これらの薬は医師や他職種と協議する際にも継続となるケースがほとんどです。

しかし、このことを安易に患者や家族に伝えるのは危険です。なぜなら優先順位の高い薬以外は不要と考え、中止してしまうおそれがあるからです。筆者自身、患者や家族から薬の優先順位について尋ねられたら即答は避け、まずは傾聴してそのように申し出る理由を尋ねます。

何か不快な症状を抱えていて、それが薬によるものではないかと考えている患者、単に薬はたくさん飲まないほうがよいと考えている患者、薬が多くて服用方法が煩雑なため服薬がたいへんだと感じている患者、なかには透析治療を受けているから薬はもう必要ないと思っている患者もいました。

さらに話を聞くと、「じつはある薬を内緒で中止しているが、医師には黙っておいてほしい」と話す患者もいます。治療に影響するため、処方した医師に自己中断を伝えないわけにはいきませんが、患者の気持ちに配慮して対応するケースもあります。

このように、話していくなかで患者、家族なりの思いを知ったり、ほかの医療スタッフからの情報で大切なヒントを得ることも多くあります。

きちんと飲まなくては薬の評価が適切にできないため、基本的に薬は処方どおりに服用することを前提としていますが、場合によっては患者の事情やほかのスタッフからの情報を踏まえて医師に相談し、処方内容の提案、検討をお願いする場合もあります。

自覚症状に影響がない薬の服薬アドヒアランス

また、患者や家族が自身のなかで優先順位をつけている場合もあります。優先順位が高いものとしては睡眠薬、抗不安薬（精神安定薬）、下剤、血圧の薬、鎮痛薬など、自覚症状と関連が強いものが多いようです。自覚症状に影響が少ない薬は、十分な服薬アドヒアランスが得られないことがあります。よくあるケースとして、高カリウム血症治療薬（カリウム抑制薬）と高リン血症治療薬（リン吸着薬）があげられます。

カリウム抑制薬は、1回の服用量が多いことや血清カリウム値が少々高くても自覚症状が出にくいことから服薬が徹底されにくい薬の一つですが、徐脈、心停止など高カリウム血症がおよぼす影響を考えると優先順位は高いと考えられます。

　リン吸着薬も1回の服用量が多いものがありますし、基本的に1日3回服用するため、服薬が徹底されにくい薬です。血清リン値は少々高くても自覚症状はありませんが、高値が続くことで5年後、10年後の生命予後に影響することは、すでに多くの報告がされています[1,2]。長期的な視点で考えると優先順位は高いと考えられますが、明確な自覚症状が現れないため、服薬が順守されないことは患者の予後を考えるととても残念です。

　そうなると、たくさん処方される薬をどれだけ確実に服用してもらうかというのが大切になってきます。一包化対応や、飲み忘れるタイミングを避けるシンプルな服用への処方提案も方法の一つです。その結果、薬の添付文書とは少し異なる服用方法になることもありますが、優先順位の高い薬をいかに服用してもらうかという点を考慮すると、それも必要ではないでしょうか。

引用・参考文献

1) 谷口正智. 新しいCKD-MBDの考え方：ガイドライン改訂後の対応：血清P, Ca濃度の管理. 臨牀透析. 29 (1), 2013, 21-8.
2) 江藤りか. リンとカルシウムのコントロールに必要なクスリ. 透析スタッフ. 2 (1), 2014, 8-12.

医療法人衆和会長崎腎病院薬剤課薬剤師　矢野未来　やの・みき

Q10 高齢者も薬の量は同じでいいの？

ズバリお答えします！

　高齢者では薬剤の減量が必要になることも多く、一般に有害事象（副作用）の発生率は高く、重症化しやすいといわれます。高齢者における薬物動態、多剤服用問題（ポリファーマシー）、服薬管理問題について注意を払った治療が必要です。透析患者の場合はさらに顕著で、それらすべてに問題があることを前提にして治療します。用量は少なく、回数も少なく、剤数も少なく、期間は短く、そしてつねに減量を試みるという姿勢が望ましいでしょう。

高齢者に対する薬の量

1）抗不安薬・睡眠薬

　ベンゾジアゼピンをはじめとした抗不安薬・睡眠薬は、高齢者では、夜間せん妄、異常行動、覚醒時の転倒などがとても多く、とくに注意が必要です。しかし、すでに依存状態になっていて、なかなか減薬に同意してもらえないこともよくあります。筆者は、添付文書上可能な最大量の処方をするのは1剤だけにしています。2剤投与の場合はどちらかを少なめにしたほうが安全です。また、3剤の抗不安薬・睡眠薬の処方はしないほうがよいでしょう。精神科医師の指示のある場合のみにします。

2）鎮痛薬

　痛み止めは、非ステロイド性抗炎症薬（NSAIDs）もそのほかの薬も注意が必要です。高齢者は、腰痛、下肢痛、肩の痛みなど、痛みの訴えは多いものですが、NSAIDsは消化管出血という重篤な副作用があり、高齢者ではそ

の頻度が非常に高く、長期の投与は危険です。ロキソプロフェンナトリウム水和物などもよく使われますが、高齢者の場合は1週間までの使用にとどめるべきです。制酸薬と粘膜保護薬の併用も考慮します。そのほかのNSAIDsも十分に注意すべきで、あくまでも頓服的な使用方法にします。神経障害性疼痛治療薬のプレガバリンは比較的新しい薬ですが、若い人でも副作用発現率は高く、高齢者では浮動性めまいをはじめ、さまざまな中枢神経障害が多く発現します。1日25mg、もしくは隔日25mgという最少量から投与し、増量には十分な観察と検討を行っていかなくてはなりません。できれば増量はしないほうが無難です。

3）風邪薬

　風邪薬としてよく処方されるPL配合顆粒、ピーエイ配合錠は女性ではあまり問題は起こりませんが、高齢男性は前立腺肥大のある方が多く、しばしば尿閉となります。鼻水を止める成分として配合されているプロメタジンに抗コリン作用があるためで、そのほかの抗ヒスタミン薬でも第1世代といわれる比較的古いものは、同じ副作用があります。薬局で販売されている風邪薬でも起こります。透析患者では尿量は減っているのですが、それでも尿閉にはなります。薬を止めてもすぐに治らず、尿道カテーテル挿入や入院加療が必要となってくることもあるので注意しましょう。葛根湯（カッコントウ）をはじめとした麻黄（マオウ）が配合されている漢方薬もエフェドリンのα刺激作用により排尿障害、尿閉を起こします。風邪薬を高齢男性患者に出すときは、よく過去の処方歴を確認し、飲んだことのない薬は避けます。

4）抗ウイルス薬

　抗ウイルス薬では、抗HSV薬、抗VZV薬も高齢者では神経系の副作用発現は多く、気分不快、食思不振、ふらつき、視覚異常などの神経系副作用が起こります。最低用量で最短の投与とします。抗インフルエンザウイルス薬のオセルタミビルでは75mg単回投与となっているなど、透析患者では著しい減量が要求されます。そのほかの抗インフルエンザウイルス薬では肝代謝のものも多く、添付文書どおりでの投与が可能です。インフルエンザ罹患後、

肺炎の合併をひき起こすなど重篤化しやすい高齢者では、積極的な抗ウイルス治療が望ましいといえます。

5）抗菌薬

抗菌薬はどうしても必要な場合に投与するものなので、副作用を承知で投与するものと考えます。逆にいえば安易な投与は不可です。また、高齢者ほど、いったん細菌感染が成立すると肺炎をはじめ重篤な感染症となりやすいため、救命や重大な事態回避のために迅速で十分量の投与が必要となります。添付文書どおり、ガイドラインどおりの投与が必要です。

6）高リン血症治療薬（リン吸着薬）

高リン血症治療薬（リン吸着薬）内服時の消化器系副作用も高頻度で起こり、とくに食欲減退時には減量が必要です。嘔気などの新たな症状が出現した際は、薬剤の有害事象もかならず一度は疑うという姿勢が望ましいでしょう。

7）抗血小板薬・抗凝固薬

抗血小板薬、抗凝固薬は、動脈硬化性疾患のために処方されることが多く、かつ高齢者では動脈硬化性疾患がそもそも多いので、なかなか減量はむずかしいです。とくに抗血小板薬のうち、冠動脈疾患治療後や脳梗塞二次予防のアスピリン、クロピドグレル硫酸塩などは、ガイドライン上は年齢にかかわらず一定用量の内服を規定されていることも多いので、過量となってしまいがちです。決められた期間を過ぎた後は減量や終了を忘れずに行います。ワルファリンカリウムは、凝固能を測定するという定量方法がありますが、一般的には月1回の測定しかしませんので、感染性疾患罹患、抗菌薬内服時、消耗性疾患、食事量低下時などには、より頻回の測定で過量投与を発見することが必要です。

8）降圧薬

降圧薬は、効果が定量的に測定されるため過量内服とはなりにくいかもしれませんが、本来体重の少ない高齢者では低用量で効果が出るはずなので、用量が多いと感じたらすぐにドライウエイトが甘すぎないか、透析不足や透

析時間の不足がないかなど、見直します。β遮断薬は、心機能が低下していることの多い透析患者では投与には細心の注意が必要です。高齢者ではさらに顕著なので、安易な開始、増量、減量、中止はできません。ただし、心不全治療、冠動脈疾患治療には必須の薬なので、十分に注意したうえで使用します。血圧が高いときは、まずドライウエイトが甘くないかを先に確認します。血圧が低いときは、ドライウエイトがきつすぎないかに加えて、降圧薬の過量を疑います。

高齢者への服薬支援

　かなりしっかりしているようにみえる方でも、透析日と非透析日を区別した内服処方などはできていないこともよくあります。高齢者に対してはしっかりと説明することや、一包化などを利用して飲みやすくすることも必要ですが、内服ができているか、残薬がないかのチェック聴取も継続していきましょう。そして定期的な処方の見直し、整理をつねに心がける必要があります。

医療法人社団優腎会優人クリニック院長　冨田兵衛　とみた・ひょうえ

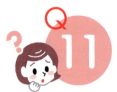

Q11 ジェネリック医薬品に変更すれば治療費は安くなるの？

ズバリお答えします！

　70歳未満の高所得の方で特定疾病医療費助成制度による月の自己負担限度額が2万円の場合は、減額される可能性があります。自己負担金限度額が1万円ないし0円の患者の場合は、さらに別の助成制度（自治体ごとの助成）によって最終的な自己負担金がそもそも0円なので、自己負担金の変化はありません。生活保護受給患者でも薬剤費自己負担金はないので同じです。

透析医療費と調剤費

　透析医療はお金がかかるとよくいわれます。1回あたり2,140点（21,400円）、年間で400万円かかるといわれています。ところが、これはじつは病院・医院でかかっている透析そのもののお金で、これに加えてさらに薬代、すなわち調剤薬局での調剤料がかかります。薬そのものの代金である薬剤費にプラスして、薬局での調剤や在庫などにかかる技術料の合計が調剤料です。透析患者の治療には降圧薬、抗血小板薬、胃薬、高リン血症治療薬（リン吸着薬）、高カリウム血症治療薬（カリウム抑制薬）など、多数の薬が必要となることが多く、毎月数万円以上、多い人では10数万円の調剤料がかかっています。たとえば10万円であれば、3割負担で3万円も自己負担金がかかるためたいへんです。ジェネリック医薬品をできるだけ利用して、治療費を安くしようという考え方は日本全体の医療費を減らそうという観点で非常に重要です。

先発医薬品と後発医薬品（ジェネリック医薬品）

　高価な薬剤の例として、中枢性のかゆみ止めのナルフラフィン塩酸塩を例にとると、先発医薬品のレミッチ®が1錠1,340.9円であるのに対し、ジェネリック医薬品のナルフラフィン塩酸塩OD錠2.5μg1錠は549.5円なので、毎日夕食後に内服されている方の場合「レミッチ®：1,340.9×1×30＝40,227円」が「ナルフラフィン塩酸塩：549.5×1×30＝16,485円」となるため、差額23,742円が月あたりの減額です。1日に2錠内服している場合はこの倍の47,484円の差です。

　高リン血症治療薬を例にとれば、先発品のホスレノール®OD錠250mgが238.5円であるのに対し、ジェネリック医薬品の炭酸ランタンOD錠250mgは67.8円なので、毎食直後3錠ずつ計9錠毎日飲んでいる場合は「ホスレノール®：238.5×9×30＝64,395円」が「炭酸ランタン：67.8×9×30＝18,306円」に減りますので、月あたりの差額は46,089円です。

　このように、ジェネリック医薬品を用いることで、その患者にかかる医療費は大きく減ります。さて、では自己負担金はどうなるでしょうか？

透析の医療費の自己負担

　透析の医療費の自己負担は大きくかつ長期にわたるため、これを助成する制度があります。「特定疾病に係る高額療養費支給の特例」というもので、患者の収入に応じて自己負担限度額が70歳未満では月額1万円ないし2万円に、70歳以上であれば1万円に設定されています。自己負担金額がその限度額を超えるときには、それ以上の金額が助成されます。ジェネリック医薬品に変更した場合でも、3割の自己負担限度額が2万円の限度額を超える場合、すなわち薬剤費と調剤料の合計の月額が66,667円を超えている場合には、患者自身の自己負担額は変わりません。さらに、この特定疾患医療費助成制度以外に地方自治体での自己負担金額助成制度もあります。自治体によって異なりますが、先ほどの特定疾患医療費助成制度とは逆に、自己負担金

額を最大1万円まで助成するというものが多いようです。そのため最終的な患者自身の自己負担金額は、70歳以上では0円となり、70歳未満で所得が多い人でも1万円です（自治体によって制度は異なります）。その場合、自己負担割合が3割とすると、薬局での医療費が月あたり66,667円より減らなければ自己負担金は減りません。さらに、33,334円以下になってしまうとそれ以下の自己負担金は自治体の助成制度でカバーされますので、自己負担金が0円となって、それ以上には減らないことになります。

　自己負担割合3割として「A：薬剤費＋調剤料 66,667円×0.3＝20,000円」と「B：薬剤費＋調剤料 33,334円×0.3＝10,000円」となりますが、Aの金額を超えた場合は特定疾患医療費助成制度により2万円に減額されます。ただし、そこから最大1万円まで地方自治体により助成されますので、自己負担金額は最大1万円です。その差し引いた金額がB以上の場合に限り自己負担金が発生します。

　ジェネリック医薬品に変えることで得られた調剤料の減額により、残りの薬も含めた合計額がAを下回った場合には、下回ったぶんに自己負担割合をかけた金額の自己負担金が減ります。減額した段階で合計がAの金額を超えている場合は、自己負担金は減りません。また逆に、減額前の薬代がBの金額を下回っている場合でも、自己負担金は減りません。

医療法人社団優腎会優人クリニック院長　**冨田兵衛** とみた・ひょうえ

Column 1

嚥下障害がある高齢者に
経口薬をどのように服用してもらえばいいの？

　日本透析医学会の集計によると、全患者の平均年齢は68.2歳と過去最高になり、日本の人口分布と同様に透析患者の高齢化も顕著です。死因では感染症が増加傾向ですが、およそ半数は心・脳血管系合併症が占めています[1]。脳血管障害はADLを低下させ、回復の程度によりQOLに大きく影響します。脳血管障害発症後の急性期においては嚥下障害が高率に認められるとされ、摂食困難や呼吸器合併症の発症につながり、栄養状態やQOLの低下をも来します。

　誤嚥性肺炎や窒息事故を避けるためにも嚥下機能評価を行い、摂食嚥下機能訓練を行う必要があります。嚥下スクリーニング検査として、反復唾液嚥下テスト、改訂水飲みテスト、食物テスト、30mL水飲みテストなどがあり、経口摂取再開前にこれらのスクリーニングテストを行うことが望ましいとされています[2]。言語聴覚士による評価、訓練を行った後、安全に内服をしてもらう方法として、錠剤であればゼリーのなかに混ぜたり、嚥下調整食やとろみをつけた半固形の食物と一緒に内服してもらったりするのがよいでしょう。食事でなくても、とろみをつけた水やお茶などと一緒に内服する方法もあります。また簡易懸濁法といって、カプセルや錠剤をつぶさずに、そのまま55℃程度の湯に入れて崩壊、懸濁させてから投与する方法もあります。薬によっては懸濁法に適さないものもあるため注意が必要です。

引用・参考文献
1) 日本透析医学会統計調査委員会."2016年死亡患者の死亡原因".図説わが国の慢性透析療法の現況（2016年12月31日現在). 東京, 日本透析医学会, 2017, 13.
2) 大熊るりほか. 嚥下スクリーニング検査の歴史と進歩. MB Medical Rehabilitation. 167, 2014, 1-6.

医療法人社団優腎会優人上石神井クリニック院長　関口嘉　せきぐち・よしみ

Column 2

便秘薬を飲んで下痢になる人がいたり、止瀉薬を飲んで便秘になる人がいるのはなぜ？

　透析患者には、便秘や下痢、食欲不振などに悩む方が多くいます。とくに便秘が多く、患者の40％以上が何らかの便秘を訴えているといわれます。

　便秘の原因として、大腸の動きが弱い、運動不足で腹筋が弱くなって力が入らない、摂取する繊維の不足（カリウムと水分制限のため食物繊維が多い野菜やくだもの類などが十分にとれない）、飲水制限、便秘になりやすい薬（高リン血症治療薬、高カリウム血症治療薬など）の服用があげられます。また、長年糖尿病を患っていると、糖尿病性神経障害の一つである胃腸症を併発していると考えられます。

　さらに、最近では腸内細菌の研究がすすんでいます。ヒトに定着している細菌は数100兆個といわれ、重さにして1～2kgの細菌が常在し、その90％は消化管に生息し、腸内細菌叢と呼ばれています。体を形成する細胞数は約60兆個なので、それをはるかに上回る「自分ではない細胞」が腸内に住んでいるという計算になります。個人間の腸内細菌叢構成にははっきりとした個体差が存在しています。腸内細菌叢は安定した生態系ですが、抗菌薬の投与、下痢や便秘をはじめ、さまざまな疾病によって腸内細菌が変動するといわれます。さらに、腸内細菌叢の構成は、加齢とともに変化し、総菌数もやや減少していきます。

　このように、便秘や下痢は、さまざまな要因が考えられます。便秘薬は「便秘を治す薬」ですので、下剤だけに頼ってしまうと腸管の蠕動が亢進しすぎて、かえって下痢をひき起こすこともあります。適度な運動や整腸薬を併用するのが効果的です。また、便秘や下痢をひき起こす病気がないかどうか、内視鏡検査で確認することも必要です。

医療法人虹嶺会土浦ベリルクリニック院長　山田幸太　やまだ・こうた

第2章

透析治療の薬のギモン

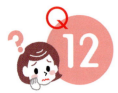

Q12 透析をはじめても利尿薬は飲み続けていいの？

ズバリお答えします！

透析を開始したばかりのころは、利尿薬を飲むと尿量が増える場合がありますが、基本的には、尿が少なくなる、あるいは出なくなった場合には中止します。無尿となった場合には、治療効果が期待できないため、原則的に使用しないとされています。

保持された腎機能に対する利尿薬の使用

　透析患者に処方されている薬のなかに、尿量を増やす利尿薬が含まれていることがあります。透析導入前に腎不全によって利尿が不十分になり、浮腫やうっ血性心不全などを合併していることが多く、透析導入後も内服し続けている場合が多いからです。透析を導入したばかりのころはわずかながら腎機能が保持されていますから、利尿薬に反応して尿量が増える場合があります。尿として食塩や水を排泄できれば、それだけ体の貯留分が減りますから、毎回の透析で行う除水量が少なくなり、体にかかる負担の少ない透析ができます。患者本人にとっても楽なので、尿が出ている間の内服は有意義なものと思われます。しかし尿が少なくなる、あるいは出なくなった場合には、効果が期待できないため中止します。薬剤によっても異なりますが、利尿薬には副作用もあるため、効果が期待できないのに内服を続けるのは副作用のリスクを負うだけになってしまいます。

利尿薬の種類と作用

　利尿薬にはさまざまな種類がありますが、CKD患者に使われるなかで代表

的なのはループ利尿薬です。ネフロンのループ部に作用することからこの名前があり、フロセミド（ラシックス®）、トラセミド（ルプラック®）などがあります。尿へのナトリウム排泄を促進するため、それに伴って水分も排泄されます。しかし血中ではアルブミンと結合して作用するため、低アルブミン血症では効果が減弱します。

　サイアザイド系利尿薬はネフロンの遠位尿細管に作用し、やはりナトリウムの排泄を促進することで利尿作用があります。トリクロルメチアジド（フルイトラン®）、インダパミド（ナトリックス®）がよく使われますが、最近はアンジオテンシンⅡ受容体拮抗薬（ARB）との合剤で用いられることが多いようです。腎機能が低下した場合には作用が減弱するためループ利尿薬と併用されることが多いのですが、透析患者で使われることは少ないようです。

　カリウム保持性利尿薬はサイアザイドと異なる機序で遠位尿細管に作用しますが、カリウムを排泄しないのが特徴です。低カリウム血症を起こさないために電解質バランスを保つことができるので、肝硬変患者の腹水治療に用いられますが、腎不全患者では高カリウム血症の原因となるためまず用いられません。スピロノラクトン（アルダクトン®）、エプレレノン（セララ®）などがあります。

透析患者の水分管理と利尿薬の副作用

　末期腎不全患者や透析患者に利尿薬を用いるときに注意する副作用は脱水です。食欲不振などの水分が不足する状況や、体内の水分が奪われやすい状況下で使用すると、体内の水分が大幅に不足して、脱水を起こしてしまいます。脱水になると腎臓の血流が低下し、急激に腎臓の機能が悪化したり、血圧の低下がひき起こされることがあります。

　透析患者では水分管理が重要となります。水分、食塩を過剰に摂取すると、体に貯留して浮腫、うっ血性心不全などの危険があります。1回の透析療法で除去できる水分量にも限界があり、1回の透析療法で大量の水分を除去しようとすれば、血管内の水分が急激に減少するために、血圧低下がひき起こ

されてしまいます。尿量が保たれていれば水分の貯留を軽減することができますので、尿量を増やす利尿薬の投与は有用です。しかし、水分管理の原則は食塩の適正な摂取です。透析導入時には保たれている腎機能も透析を続ける間にほぼ廃絶し、利尿薬の効果もなくなってきます。そのときのために塩味をうすくすることに慣れてもらうことが大切です。

医療法人社団永康会四ツ谷腎クリニック院長　清水阿里　しみず・あり

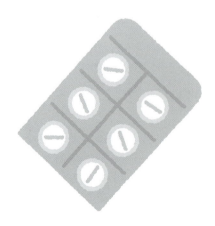

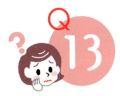

Q13 尿の量が減ると薬の効き方が強いという患者が多いのはなぜ？

ズバリお答えします！

尿から排泄されるはずの薬が体内に貯留して、作用し続けるからです。薬の代謝排泄経路を確認して、投与量や投与方法を調整する必要があります。

腎排泄型薬剤と肝代謝型薬剤

薬は経口や静脈注射といったどの経路で体に入っても、血流にのって肝臓と腎臓を通過します。肝臓では酵素などによって分解、代謝されて薬効を失います。また腎臓では尿中に排泄されて体から除去されます。こうして体に入った薬は効果を失いますので、毎日内服したり注射したりする必要があります。多くの薬は肝臓と腎臓によって効果を失いますが、どちらの臓器の影響が強いかは薬によって異なり、肝臓で代謝されにくく未変化体のまま腎臓を通過する割合が60％以上のものを腎排泄型といいます。また、未変化体の割合が40％以下のものを肝代謝型といいます。それぞれ腎機能、肝機能が低下したときに投与量や用法の調整が必要になります。

腎排泄型薬剤の禁忌と調整

尿の量が減ると（腎機能が低下すると）、効果が強くなるといわれるのは、腎排泄型の薬の投与を常用量で続けた場合に、血中濃度が高くなり、薬の効果が過度に出てしまったと考えられますが、同時に副作用が発現する可能性が高くなるということも考えなくてはなりません。透析患者を含む重度腎機能障害の患者で、禁忌薬剤があるのはこのためです。禁忌ではなくても慎重

表 ● 腎不全患者によく用いられる腎排泄型薬剤（文献1より抜粋して引用、一部改変）

薬剤名	一般名	商品名	> 50
β遮断薬	アテノロール	テノーミン®	25～100mg 分1
	ビソプロロールフマル酸塩	メインテート®	5mg 分1 （心不全0.625～5mg 分1）
抗不整脈薬	シベンゾリンコハク酸塩	シベノール®	300～450mg 分3
眼圧降下薬	アセタゾラミド	ダイアモックス®	125～1,000mg 分1～4
麻薬	コデインリン酸塩水和物	コデインリン酸塩	60mg 分3
非麻薬性鎮痛薬	トラマドール／アセトアミノフェン	トラムセット®	非がん性慢性疼痛：1回1錠、1日4回 抜歯後疼痛：1回2錠、1日8錠まで
末梢性神経障害性疼痛治療薬	プレガバリン	リリカ®	Ccr ≧ 60 初期量：150mg 分2 維持量：300～600mg 分2
パーキンソン病薬	プラミペキソール	ビ・シフロール®	1日1回0.125mgを就寝2～3時間前に経口投与 4～7日ごとに投与量を倍にして0.5mg/日まで増量する
H₂遮断薬	ファモチジン	ガスター®	20～40mg 分1～2
ビグアナイド系薬	メトホルミン塩酸塩	メトグルコ®	500～2,250mg 分2～3
DPP-4阻害薬	アログリプチン	ネシーナ®	25mg 分1
高尿酸血症治療薬	アロプリノール	ザイロリック®	200～300mg 分2～3
抗アレルギー薬	セチリジン塩酸塩	ジルテック®	10～20mg 分1 眠前
ニューキノロン系薬	シプロフロキサシン	シプロキサン®	
	レボフロキサシン水和物（LVFX）	クラビット®	500mg 分1
抗ウイルス薬	アシクロビル（ACV）	ゾビラックス®（内帯状疱疹）	4g 分5
		ゾビラックス®（内単純疱疹）	1g 分5
抗インフルエンザ薬	オセルタミビルリン酸塩	タミフル®	150mg 分2

Ccr（mL/分） 10〜50	Ccr（mL/分） < 10	HD（透析）	透析性	濃度測定
Ccr30mL/分未満の場合投与間隔を延ばす		25mg 透析後（週3回）分1	○	—
60〜70%量	30〜50%量		×	—
50〜150mg 分1〜3	25mg 分1	低血糖を起こすため禁忌	×	○
125mg 12時間ごと	125mg 分1	125mg 週3回	×	—
45mg 分3	30mg 分3		×	—
腎機能正常者の50%まで		腎機能正常者の最大量25%まで	×	—
初期：75mg 分1 または分3 維持：150〜300mg 分2〜3 Ccr < 30 初期：25〜50mg 分1〜2 維持：75〜150mg 分1〜2	Ccr < 15 初期：25mg 分1 維持：25〜75mg 分1	初期：25mg 分1 維持：25〜75mg 分1 透析日は透析後	○	—
Ccr30〜50 1日1回 0.125mg を就寝2〜3時間前に経口投与 14日ごとに投与量を倍にして0.5mg/日まで増量する Ccr < 30、HD 1日1回 0.125mg を就寝2〜3時間前に経口投与 症状により適宜慎重に増減し、14日ごとに投与量を徐々に増やすが、最大投与量は0.5mg/日までとする			×	—
20mg 分1〜2	10mg 分1	10mg 分1 または 20mg 週3回 HD後	○	—
	Ccr < 45 慎重投与 Ccr < 30 禁忌		○	—
Ccr ≧ 30：12.5mg 分1 Ccr < 30：6.25mg 分1	6.25mg 分1		×	—
50〜100mg 分1	50mg 分1	100mg 週3回ごと HD後	○	—
10〜20mg 分1 眠前	5mg 分1 Ccr < 30：5mg を2日に1回	禁忌		×
Ccr > 30　300〜600mg 分2〜3 Ccr ≦ 30　1回 100〜200mg 24時間ごと			×	—
Ccr20〜50：初日 500mg 分1、2日目以降 250mg 分1 Ccr < 20：初日 500mg 分1、3日目以降 250mg を2日に1回			△	—
0.8〜1.6g 分2	体重に応じて 400〜800mg 分1		○	—
0.4g 分2	0.2〜0.4g 分1		○	—
Ccr ≦ 30 に 75mg 分1	1回 75mg を単回投与（以後投与しない）		○	—

第2章　透析治療の薬のギモン

投与という記載があるものは、腎機能に合わせて減量や投与間隔の調整が必須となります。

　一方、透析により除去される薬もありますが、この場合は透析をはじめたことで効果が弱くなったと感じることを訴える患者がいるかもしれません。透析による薬の除去は、薬剤分子の大きさ、蛋白結合率、分布容積、透析膜の種類などによって異なりますので、患者個々の状況に合わせて慎重に投与計画を立てる必要があります。医師や薬剤師は体や薬物代謝のことを中心に考えますが、介助者の有無や性格、誤嚥の危険性など、患者の情報も投与計画に必要ですので、多職種で情報を提供して共有しましょう。

　腎不全患者に多く用いられる腎排泄型の薬剤を**表**に示します[1]。

引用・参考文献

1) 日本腎臓学会. "付表：腎機能低下時の薬剤投与量". CKD診療ガイド2012. 東京, 東京医学社, 2012, 100-28.

医療法人社団永康会四ツ谷腎クリニック院長　**清水阿里**　しみず・あり

Q14 糖尿病薬は透析をはじめても飲み続けていいの？

ズバリお答えします！

　糖尿病合併の透析導入患者は、腎機能低下に伴いインスリンの代謝回転が悪くなるためにインスリン必要量が減少し、血糖コントロールがよくなることが指摘されます。そのメカニズムの真否はともかく、導入期は多かれ少なかれ食欲不振となり、摂取エネルギーが減少し、また異化亢進による体重減少も起こります。血糖は低くなり、さらに腎臓による糖新生も減少し、低血糖状態を惹起しやすくなるという問題もあります。そのためインスリン自己注射の量も減らし、経口血糖降下薬も減量ないし中止します。

さまざまな経口血糖降下薬

　現在、国内で処方できる内服の糖尿病薬（経口血糖降下薬）は、①ビグアナイド薬、②チアゾリジン薬、③DPP-4阻害薬、④スルホニル尿素（SU）薬、⑤速効型インスリン分泌促進薬（グリニド薬）、⑥α-グルコシダーゼ阻害薬、⑦SGLT2阻害薬に分けられます。これらのうち、CKDステージG5D期、すなわち透析導入後も内服継続可能なのは、③DPP-4阻害薬、⑤グリニド薬、⑥α-グルコシダーゼ阻害薬の3種類のみです。そのほかの薬の内服があれば止めなければなりません（**表**）。

透析患者でも使用できる経口血糖降下薬とは

　服用を止めないといけない理由は、主として低血糖などの副作用があるからです。腎で代謝される各種薬剤は腎機能低下とともに体内に蓄積すること

表 ● 国内で処方できる内服の糖尿病薬（経口血糖降下薬）

	種類	作用	薬品名	商品名	透析での可否
①	ビグアナイド薬	糖新生抑制	メトホルミン	メトグルコ®	×
②	チアゾリジン薬	インスリン感受性改善	ピオグリタゾン	アクトス®	×
③	DPP-4阻害薬	血糖依存性のインスリン分泌とグルカゴン分泌抑制	シタグリプチン ビルダグリプチン アログリプチン リナグリプチン テネリグリプチン アナグリプチン サキサグリプチン オマリグリプチン	ジャヌビア® グラクティブ® エクア® ネシーナ® トラゼンタ® テネリア® スイニー® オングリザ® マリゼブ®	△
			トレラグリプチン	ザファテック®	×
④	スルホニル尿素薬	インスリン分泌促進	グリメピリド グリクラジド	アマリール® グリミクロン®	×
⑤	グリニド薬	インスリン分泌促進（速効性）	ミチグリニド	グルファスト®	○
			ナテグリニド	スターシス® ファスティック®	×
			レパグリニド	シュアポスト®	○
⑥	α-グルコシダーゼ阻害薬	炭水化物の小腸での吸収遅延、食後高血糖の改善	アカルボース ボグリボース ミグリトール	グルコバイ® ベイスン® セイブル®	○
⑦	SGLT2阻害薬	腎でのブドウ糖再吸収阻害による尿中ブドウ糖排泄促進	イプラグリフロジン ダパグリフロジン トホグリフロジン ルセオグリフロジン カナグリフロジン エンパグリフロジン	スーグラ® フォシーガ® アプルウェイ® デベルザ® ルセフィ® カナグル® ジャディアンス®	×

※本表では、塩酸塩、カルシウム水和物などの表記は省略した。

になりますが、それによりたいへん危険な低血糖が起こり、かつそれが遷延してしまいます。⑦SGLT2阻害薬はそもそも血糖降下作用が腎臓での尿生成に依存しているので、腎不全患者では効果は期待できないとされ、保険適

用がありません。③DPP-4阻害薬は効果も強く、低血糖も起こりにくいという点で非常に強力な薬です。腎機能低下患者で使用できる用量は個々の薬剤により異なりますが、添付文書どおりに使用すれば、効果的に糖尿病治療を継続することができます。⑤グリニド薬は、代謝経路によって透析導入後も内服可能なものと不可能なものに分かれます。ナテグリニドは透析患者には禁忌ですが、ミチグリニドカルシウム水和物（グルファスト®）、レパグリニド（シュアポスト®）は投与継続可能です。⑥α-グルコシダーゼ阻害薬はすべて透析導入後も同量で継続可能です。

　また、食事がとれないなどの理由で体重が減った透析導入期をすぎて、透析が安定してきたころには、血糖コントロールも再び悪化してくることもよくありますので、その場合は食事指導、運動指導に加えて、薬剤の再開、増量、インスリンの再開、増量も必要になってきます。

医療法人社団優腎会優人クリニック院長　冨田兵衛　とみた・ひょうえ

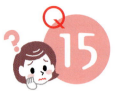

Q15 インスリン製剤は透析をはじめても打ち続けていいの？

ズバリお答えします！

　透析導入前の保存期腎不全患者で、腎機能が低下してくると、血糖値が改善する患者がいます。また、低血糖の頻度も増えることがあります。これは糖尿病が治ったわけではなく、腎機能が低下するに従って、インスリンが腎臓で分解されにくくなり、一時的に血糖値が改善したと考えられます。この際、インスリン製剤を自己注射している患者はインスリン製剤の減量、中止を行う場合があります。しかし、透析導入後しばらく経過すると血糖が上昇してきて、再度インスリン製剤などで血糖コントロールが必要となります。いったんインスリン製剤を中止しても定期的に血糖値の検査が必要です。

インスリン製剤の種類と作用

　インスリンは表のようにさまざまな製剤が発売されています。超速効型、速効型のインスリン製剤は食後の追加分泌を補充します。とくに超速効型では食直前の投与が可能です。速効型では作用発現までに30分程度かかるため、食前30分前に投与が必要です。持効型溶解インスリン製剤や中間型インスリン製剤は作用時間が長く、食事に関係なく分泌されている基礎インスリンを補充するためのインスリン製剤です。混合型インスリン製剤は速効型と中間型を混合した製剤、配合溶解インスリン製剤は超速効型と持効型溶解を含む製剤で、単剤で食後追加分泌および基礎分泌を補充でき、投与回数を減らすことができます。

表 ● インスリン製剤の種類

分類名	商品名	補充の目的
超速効型	ノボラピッド®、ヒューマログ®、アピドラ®	食後短時間の追加分泌を補充
速効型	ノボリン®R、ヒューマリン®R	
中間型	ノボリン®N、ヒューマリン®N	基礎分泌を補充
持効型溶解	レベミル®、トレシーバ®、ランタス®、ランタス®XR、インスリングラルギンBS注	
混合型	ノボラピッド®30、ノボラピッド®50、ノボラピッド®70、ノボリン®30R、イノレット®30R、ヒューマログ®ミックス25、ヒューマログ®ミックス50、ヒューマリン®3/7	追加分泌および基礎分泌を補充
配合溶解	ライゾデグ®配合	

　インスリン分泌が完全に廃絶した1型糖尿病患者では、インスリン注射は必要で、各食前3回の超速効型インスリン製剤と持効型溶解インスリン製剤を投与するなどの強化療法を行います。インスリン製剤の中断は命にかかわります。一方、インスリン分泌能がある程度維持できている2型糖尿病患者では、さまざまな方法でインスリンの補充を行っています。図に代表的な投与パターンを示します。

インスリン製剤の副作用

　インスリン製剤の副作用としていちばん重要なのは低血糖です。強化療法によって血糖コントロールがよくなると重症低血糖の頻度も増加します。重症低血糖は避けなければなりません。インスリン投与中の患者の低血糖を予防する手段として、ブドウ糖をつねに持ち歩き、低血糖の際にはすぐに内服できる状態にしておくなど、低血糖の対応を患者に教育する必要があります。さらに血糖自己測定によってインスリン製剤の投与量を調節し、低血糖を予防します。

透析と血糖値

　透析も血糖値に影響を与えます。糖は拡散により血中から透析液側に移動

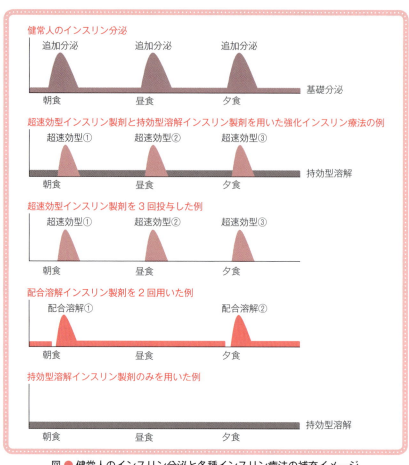

図 ● 健常人のインスリン分泌と各種インスリン療法の補充イメージ

するため、透析前の血糖値が高いほど、あるいは透析液糖濃度が低いほど、糖の除去が多くなり、血糖値が低下します。現在、多くの透析液が100〜150mg/dLの糖濃度です。

　透析中の低血糖は、グルカゴンなどの血糖上昇ホルモンの分泌を促進し、透析後の高血糖をひき起こします。これには、透析によるインスリン濃度の低下も関与します。透析後に高血糖となる症例では、透析中の低血糖を予防

するために、透析中のブドウ糖投与や、透析後にインスリン製剤の補充を考慮します[1]。したがって、透析日と非透析日でインスリン製剤の投与量や時間を変更することもあります。

このように、インスリン製剤の投与方法を工夫して、低血糖や高血糖を避けた血糖コントロールを目指します。

引用・参考文献

1) 日本透析医学会. 血液透析患者の糖尿病治療ガイドライン2012：インスリン療法. 46 (3), 2013, 340-3.

医療法人社団純真会品川腎クリニック院長 加藤尚彦 かとう・なおひこ

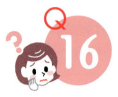# なぜ、食後高血糖の治療が必要なの？

ズバリお答えします！

　食後高血糖が注目されているのは、糖尿病の初期のまだ空腹時血糖が高くならない時期に、食後高血糖が認められ、しかも、食後高血糖が動脈硬化性の大血管症の危険因子であることが明らかとなったことによります。透析導入された糖尿病患者では、糖尿病の罹病期間が長く、細小血管症、大血管症がすでに進展しているのが一般的ですが、血糖の変動が大きいことは、大血管症のさらなる進展に関与するため、血糖の変動幅を小さくすることが求められます。もちろん低血糖を避けることも重要です。

透析患者の血糖の指標

　糖尿病透析患者の血糖をコントロールする際、われわれがいちばんモニタリングしやすいのは、透析前血糖です。そして、長期的なコントロールをモニタリングするために、グリコアルブミンを指標としています。腎機能の正常な患者でもっとも汎用されている指標はヘモグロビン A1c（HbA1c）ですが、透析患者では失血があり、赤血球の破壊が速く、赤血球造血刺激因子（ESA）製剤も投与されているため、赤血球のターンオーバーが速く、糖に暴露される時間が短くなるため、HbA1c も低値となり、過小評価することがあります。透析患者の血糖の指標としては適切ではなく、グリコアルブミンが測定されています。

透析患者の食後高血糖

　それでは、どのようにして食後高血糖をみつけていくのでしょうか。もっとも正確に血糖変動を確認する方法には持続血糖測定（CGM）があります。これは一定の間隔で24時間血糖を測定し続ける装置で、これまで把握できなかった血糖変動を記録できます。保険適用となっていますが、すべての患者への適用はありません。インスリン自己注射をしている患者では、血糖自己測定（SMBG）が可能で、食後に血糖値を測定することによって、食後血糖を把握できます。

　しかしながら、多くの透析患者では、透析前血糖およびグリコアルブミンの測定を確実に行うことができ、これらの値を指標とすることが現実的です。透析前に食事をする患者では、透析前の血糖を測定することで、食後血糖も確認できます。一方、食前血糖は高くないにもかかわらず、グリコアルブミンが高値の場合は食後血糖が高いことが推測されます。

食後高血糖の治療

　食後高血糖の治療として、食事療法、運動療法、薬物療法があります。透析患者では透析前の随時血糖およびグリコアルブミンを指標に食事療法、運動療法、薬物療法を組み合わせて、低血糖や食後高血糖の少ない良質な血糖コントロールを目指していきます（図）。

1）食事療法

　食後の血糖上昇に関係する要因は、胃の内容物の排出速度、糖質の消化速度、吸収速度、インスリンの分泌です。胃の手術を受けた人は、胃に食物がとどまる時間が短く、食後高血糖が生じます。ご飯やくだものなどの炭水化物は血糖の上昇が速く、野菜は血糖値の上昇が少ないため、はじめに食物繊維を摂取し、ご飯を後から食べる、あるいはゆっくりと食べることで、血糖上昇を抑えることができます。

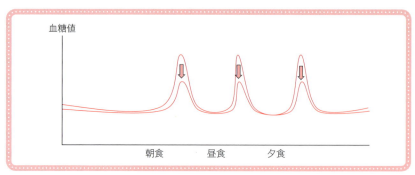

図 ● 食後高血糖改善のイメージ

2）運動療法

　一方、運動をすると筋肉ではエネルギーを必要とし、このエネルギーを得るために血中のブドウ糖は細胞内に取り込まれ血糖値を低下させます。さらに定期的な運動はブドウ糖を細胞内に取り込む際に必要な糖輸送体（GLUT4）という蛋白質を増加させます。レジスタンストレーニング（筋肉トレーニング）や有酸素運動（ウオーキング、自転車など）も食後高血糖の改善に有効です。

3）薬物療法

　薬物療法には、①α-グルコシダーゼ阻害薬、②速効型インスリン分泌促進薬（グリニド薬）、③インクレチン関連薬（DPP-4阻害薬、GLP-1受容体作動薬）、④短時間作動型インスリン製剤（超速効型インスリン製剤、速効型インスリン製剤）などがあります（表）。

　α-グルコシダーゼ阻害薬は、糖質の吸収を緩徐にして食後の血糖上昇を抑制する薬剤です。グリニド薬はインスリンの分泌を促進させます。分泌効果発現までの時間が短く、分泌持続時間も短いことが特徴です。透析患者でもミチグリニドカルシウム水和物、レパグリニドは投与可能ですが、ナテグリニドは活性代謝物による重症低血糖の報告があり[1,2]、透析患者では禁忌です。

　インクレチンは、食事摂取により腸管から分泌され、膵臓からのインスリ

表 ● 透析患者に投与可能なおもな食後高血糖治療薬

		一般名	商品名
α-グルコシダーゼ阻害薬		ボグリボース	ベイスン®
		アカルボース	グルコバイ®
		ミグリトール	セイブル®
グリニド薬		ミチグリニド	グルファスト®
		レパグリニド	シュアポスト®
インクレチン関連薬	DPP-4阻害薬	シタグリプチン	ジャヌビア®、グラクティブ®
		ビルダグリプチン	エクア®
		アログリプチン	ネシーナ®
		リナグリプチン	トラゼンタ®
		テネリグリプチン	テネリア®
		アナグリプチン	スイニー®
		サキサグリプチン	オングリザ®
		オマリグリプチン	マリゼブ®
	GLP-1受容体作動薬	リラグルチド	ビクトーザ®
		リキシセナチド	リキスミア®
		デュラグルチド	トルリシティ®
インスリン製剤		超速効型	ノボラピッド®、ヒューマログ®
		速効型	ノボリン®R、ヒューマリン®R

※本表では、塩酸塩、カルシウム水和物などの表記は省略した。

ンの分泌を促進するホルモンで、そのなかで、小腸下部のL細胞から分泌されるホルモンはGLP-1と呼ばれています。GLP-1は蛋白分解酵素であるDPP-4によって数分で不活性化されます。そこで、インクレチンの効果を維持する薬剤としてDPP-4の酵素作用を抑制する阻害薬と、DPP-4に不活性化されないGLP-1受容体作動薬が開発されました。これらの薬剤の特徴は食事依存性にインスリン分泌を促進させるため、低血糖を来しにくいことがあげられます。透析患者ではDPP-4阻害薬のうち、トレラグリプチンコハク酸塩のみ禁忌です。GLP-1受容体作動薬では、エキセナチドが禁忌です。

超速効型インスリン製剤は速効型インスリン製剤に比べて速やかに吸収され、注射後10〜15分で血糖降下作用が発現し、注射後1時間で最大の血糖降下作用を発揮し、食後の高血糖の是正に優れています。

引用・参考文献

1) Inoue, T. et al. Pharmacokinetics of nateglinide and its metabolites in subjects with type 2 diabetes mellitus and renal failure. Clin. Nephrol. 60（2）, 2003, 90-5.
2) Nagai, T. et al. Hypoglycemia due to nateglinide administration in diabetic patient with chronic renal failure. Diabetes Res. Clin. Pract. 59（3）, 2003, 191-4.

医療法人社団純真会品川腎クリニック院長　加藤尚彦　かとう・なおひこ

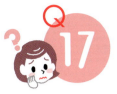

Q17 喘息の薬は透析をはじめても飲み続けていいの？

透析導入となっても、減量したり中止したりする必要のある喘息の薬はほとんどありません。しかし、鎮咳薬であるコデインリン酸塩、ジヒドロコデインリン酸塩は、血液・腹膜透析患者において50％減量、デキストロメトルファン臭化水素酸塩は少量からの投与開始が望ましいです。

重症度によって変わる喘息治療薬

　喘息に使用される薬剤は多岐にわたりますが、**表**に示すとおり、治療薬はステップ1から4まで重症度によって使用する薬剤が変わります[1]。重症度が高くなるほど薬剤の種類が多くなりますが、透析も含めて腎機能障害が進行しても薬剤の減量を必要とするものはほとんどありません。結論的には、基本的に透析導入となっても減量したり中止したりする必要のある薬はほとんどないでしょう。

　表に示される薬剤では、CKDステージG3以降の腎障害を含めて透析患者においても減量を要する薬剤はありません。ただし、鎮咳薬であるコデインリン酸塩は血液・腹膜透析患者においては50％減量、ジヒドロコデインリン酸塩は腎不全においては昏睡状態が遷延するという報告[2]があり50％の減量が必要とされています。また、よく処方されるデキストロメトルファン臭化水素酸塩（メジコン®）も腎不全においては活性代謝物が蓄積されるおそれがあり、添付文書には少量からの投与開始が望ましいと記載があります。

表 喘息治療ステップ（文献1より引用、一部改変）

	治療ステップ1	治療ステップ2	治療ステップ3	治療ステップ4
基本治療	吸入ステロイド薬 （低用量）	吸入ステロイド薬 （低〜中用量）	吸入ステロイド薬 （中〜高用量）	吸入ステロイド薬 （高用量）
	ロイコトリエン受容体拮抗薬 テオフィリン徐放製剤	長時間作用性β_2刺激薬 長時間作用性抗コリン薬 ロイコトリエン受容体拮抗薬 テオフィリン徐放製剤	長時間作用性β_2刺激薬 長時間作用性抗コリン薬 ロイコトリエン受容体拮抗薬 テオフィリン徐放製剤	長時間作用性β_2刺激薬 長時間作用性抗コリン薬 ロイコトリエン受容体拮抗薬 テオフィリン徐放製剤 抗IgE抗体 抗IL-5抗体 抗IL-5受容体抗体 経口ステロイド薬 気管支熱形成術

透析患者における喘息治療

　長期管理薬は、おもに吸入ステロイド薬と気管支拡張薬の2種類で構成されます。吸入ステロイド薬が普及してから気管支喘息の管理は大幅にコントロールしやすくなりました。気管支拡張薬に関しては、長時間作用性β_2刺激薬（long-acting β-agonists；LABA）と、長時間作用性抗コリン薬（long acting muskarinic antagonist；LAMA）などの吸入薬、テオフィリン徐放製剤があります。ロイコトリエン受容体拮抗薬はテオフィリン徐放製剤同様に、気管支拡張作用のほかに抗炎症作用も持ち合わせます。実際の治療はこれらを組み合わせて使うことになりますが、いずれにしても吸入ステロイド薬がベースになり、重症例ほど高用量で使用します。

　長期管理薬は、ある程度の期間続けないと効果が認められません。すぐに効果が出ないこともあるため、効いていないと思いやめてしまう患者もいます。透析患者は週3回来院するので、適宜使用・内服状況を確認することも重要です。2018年のガイドライン[1]の改訂により、抗IL-5抗体、抗IL-5受容体抗体が治療ステップ4の治療薬として追加されました。このような生

物学的製剤により、増悪頻度の低下や QOL の改善、経口ステロイド薬の減量が報告されています[1]。

　重症の喘息においてはステロイド薬を内服することもあります。透析患者では糖尿病を合併している場合も多く、ステロイド薬を使用する際には血糖にも注意を払う必要があります。また、降圧薬、抗不整脈薬、心保護目的などでβ遮断薬を使用することもしばしば見受けられます。β遮断薬は喘息を悪化させる薬剤でもありますので、状況が許せば減量・休薬が必要となるかもしれません。

引用・参考文献

1) 一般社団法人日本アレルギー学会喘息ガイドライン専門部会. 喘息予防・管理ガイドライン 2018. 東京, 協和企画, 2018, 282p.
2) 日本腎臓病薬物療法学会. 腎機能低下時に最も注意の必要な薬剤投与量一覧. 2019 年改訂 32 版. (https://www.jsnp.org/docs/JSNP-yakuzai_dosing_32.pdf, 2019 年 4 月閲覧).

医療法人社団優腎会優人上石神井クリニック院長　関口 嘉　せきぐち・よしみ

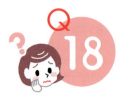

Q18 透析中に使う昇圧薬には種類がいくつかあるけれど、どう違うの？

ズバリお答えします！

　昇圧薬は交感神経を活性化して末梢血管収縮、心拍出量増加をさせることにより血圧を上昇させる薬剤で、内服後の効果発現時間の違いによって使い分けます。昇圧薬の本来の適応は自律神経障害であり、使用にあたっては透析低血圧の原因を検討し、適切な投与を心がける必要があります。

透析中の血圧低下と透析終了後の起立性低血圧

　透析中の血圧低下、透析終了後の起立性低血圧は、透析自体の継続困難や帰宅困難につながり、患者、スタッフ双方にとって大きな問題です。透析中の大幅な（収縮期血圧で30mmHg以上の）血圧低下や透析後の起立性低血圧は、心血管合併症の増加を来して予後不良となることが明らかとなっており、結局のところ透析中の血圧は若干（収縮期血圧で14mmHg程度）低下するという経過がもっとも望ましいようです[1〜3]。透析に関連した血圧低下への対策の一つとして昇圧薬の使用があげられます。

昇圧薬の作用機序・種類と使い分け

1）昇圧薬の作用機序・種類

　透析中に使う昇圧薬には、①静注薬、②内服薬がありますが、おもに②の内服薬が使われています。静注薬（エチレフリン塩酸塩：エホチール®、ノルアドレナリン：ノルアドリナリン®など）は投与開始直後から効果を発揮しますが、透析終了に伴い投与を中止すると効果が切れてしまうため、透析

後の血圧低下を来しやすく、あらかじめ血圧低下のパターンを予測できるのであれば事前に内服薬を投与するほうが実際的です。内服薬としては、アメジニウムメチル硫酸塩（リズミック®）、ドロキシドパ（ドプス®）、ミドドリン塩酸塩（メトリジン®）などがあります。

　これらの昇圧薬は、いずれも交感神経を刺激することによってその作用を発揮します。交感神経が活性化すると神経終末から分泌されたノルアドレナリンが、おもに末梢血管にある α 受容体に作用して末梢血管を収縮させ（α 作用）、心筋細胞にある β 受容体に作用して心臓の収縮力強化・脈拍増加→心拍出量増加（β 作用）を来します。「血圧＝心拍出量×血管抵抗」ですので、α 作用・β 作用いずれも血圧を上昇する方向にはたらきます。

　リズミック®は、交感神経終末から放出されたノルアドレナリンの再取り込みと分解を抑制して血中濃度を上昇させ、α 作用と β 作用を発揮します。投与後 1～2 時間で血中濃度が上昇し、3～4 時間で最高血中濃度となるため、透析前の経口投与が透析中の低血圧予防に有用です [4, 5]。効果持続を目的に透析開始 2 時間後に追加投与することもあります。ドプス®はノルアドレナリンの前駆物質で、体内でノルアドレナリンに変換されて効果を発揮します。薬剤の吸収が遅いため効果発現に時間がかかりますが、効果持続時間も長い（最高血中濃度到達に 6 時間程度を要し、半減期が 20 時間程度）という特徴があります [4～6]。

2）昇圧薬の使い分け

　実際の使用法は、作用時間の特性の違いを利用して、リズミック®は透析開始時に服用して透析中盤から後半にかけての血圧低下の予防に、ドプス®は透析開始 1～2 時間前に服用して透析後半から透析後の血圧維持に使用するという使い分けをしており、保険適用としては、リズミック®は「透析患者の血圧低下」、ドプス®は「透析患者の起立性低血圧」となっています。リズミック®とドプス®の併用も有用との報告があり、併用することによって相加効果により作用が増強するとともに、作用時間に関しても透析中盤から透析後までを広くカバーして血圧の維持が図れます [3, 5]。

表 ● 透析低血圧の機序と対処法

①循環血液量の低下：ドライウエイト、除水速度の適正化。浸透圧物質（10％塩化ナトリウム、グリセオール®）投与。低アルブミン血症、貧血への対処。
②降圧薬の不適切な使用：透析前投与を避ける。
③心機能低下：心筋虚血、心弁膜症の検索。
④末梢血管抵抗低下（自律神経機能障害）：昇圧薬投与。

※そのほかの対処法：透析手段の工夫（体外限外濾過法、間歇補充型血液透析濾過、オンライン血液透析濾過）、低温透析、酸素投与など。

メトリジン®はα受容体作動薬であり、末梢血管抵抗を上昇させて血圧保持に作用します。静注薬であるエホチール®もα受容体作動薬です。

昇圧薬の適応について

　これらの交感神経作動薬はいずれも血圧保持にはたらきますが、狭心症、不整脈、閉塞性動脈硬化症などを増悪させる可能性があるため、心血管合併症をもつ患者への安易な使用は避ける必要があります。

　では、どのような場合に昇圧薬の使用を考えればよいのでしょうか。透析低血圧の機序としては大きく、①循環血液量の低下、②降圧薬の不適切な使用、③心機能低下、④末梢血管抵抗低下に分けて考える[1]ことができます（表）。昇圧薬の本来の適応は自律神経機能障害による④末梢血管抵抗低下の場合です。透析低血圧への対応は、①循環血液量低下への応急処置として下肢挙上や生理食塩液投与を行い、浸透圧物質（10％塩化ナトリウム注射液、濃グリセリン：グリセオール®など）投与も有効です。ドライウエイトの下方設定（ドライウエイトがきつい）と除水速度が過剰な場合は、是正を検討します。

　昇圧薬の使用は、本来はこれら①～③の機序への対応を優先した後に検討することになります。透析患者（とくに糖尿病患者）は、自律神経機能の低下によって循環血液量減少に対する末梢血管の収縮が不十分で血圧が低下しやすく、実臨床では①～③に対して十分に対応できないことも少なくありま

せん。結果的に昇圧薬投与が必要となるケースが多くなります。さらに、前述以外の血圧維持のための手段としては、透析手段の工夫（体外限外濾過法、間歇補充型血液透析濾過、オンライン血液透析濾過など）、低温透析、酸素投与などの方法があり、状況に応じて昇圧薬投与にこれらの手段を組み合わせていきます。

引用・参考文献

1) 日本透析医学会．血液透析患者における心血管合併症の評価と治療に関するガイドライン：透析関連低血圧．日本透析医学会雑誌．44（5），2011，363-5．
2) Park, J. et al. A comparative effectiveness research study of the change in blood pressure during hemodialysis treatment and survival. Kidney Int. 84（4），2013，795-802.
3) 椿原美治．低血圧の管理．日本透析医会雑誌．19（1），2004，26-37．
4) 山川智之ほか．"昇圧薬"．透析患者への投薬ガイドブック．改訂3版．平田純生ほか編．東京，じほう，2017，518-21．
5) 田部井薫．"開始から終了までずっと血圧が低めで心配です。どのように対処すればよいでしょうか？"．透析患者の内科管理コンサルタント：こんな時どうすれば!? 常喜信彦ほか編．京都，金芳堂，2017，89-94．
6) Akizawa, T. et al. Clinical effects of L-threo-3,4-dihydroxyphenylserine on orthostatic hypotension in hemodialysis patients. Nephron. 90（4），2002，384-90.

医療法人社団慶心会稲城腎・内科クリニック院長　力石昭宏　ちからいし・あきひろ

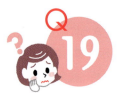

Q19 降圧薬と昇圧薬の両方が処方されるのはなぜ？

ズバリお答えします！

透析患者では、家庭血圧も含めた総合的な血圧コントロールが重要な一方で、透析中の大幅な血圧低下を避けなければならない、というジレンマへの配慮が必要となります。血圧コントロールの基本は適切なドライウエイトの設定、除水速度の調整ですが、実現困難なことが少なくありません。実臨床では、高血圧に対しては降圧薬、透析中の血圧低下に対しては昇圧薬を使い分けることが必要となり、結果的に降圧薬と昇圧薬の両方を処方することがしばしばあります。

透析患者の血圧の特徴と予後との関連

透析患者には特有の血圧変動があり、血圧調整に特別な配慮が必要となるため、結果的に降圧薬と昇圧薬の両方が処方されるケースがしばしばみられます（図）。

透析患者では高血圧の割合が非常に高く（70〜80％）[1]、週3回の透析に伴い周期的な血圧変動（日内変動：透析に伴い血圧が低下する、週内変動：週最初の透析前血圧が最高値となり週最後の透析後が最低値となる）をくり返します。

透析前血圧は高すぎても低すぎても予後不良となる[2,3]といわれています。血圧値の指標としては、日本透析医学会のガイドライン[2]では「心機能低下のない安定した維持透析患者」で「週はじめの透析前血圧で140/90mmHg以下程度」という数値が掲げられていますが、透析前収縮期血圧160mmHg

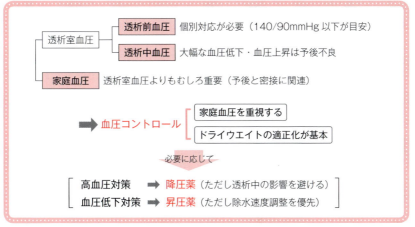

図 ● 透析患者の血圧の特徴と対策

前後がもっとも予後がよいとの報告もあり[3]、実際には患者個々に設定する必要があります。

透析中の血圧については大幅な（収縮期血圧で30mmHg以上の）血圧低下、あるいは透析中の血圧上昇はどちらも予後不良で、結局のところ若干低下する経過（収縮期血圧で14mmHg程度）がもっとも望ましいようです[4]。

また、透析室の血圧以外の家庭血圧も含めた1週間全体の血圧も重要です。家庭血圧のほうがむしろ透析室の血圧よりも予後に密接に関連するといわれており、透析前後と家庭血圧を併せた「週平均血圧」が心肥大や動脈硬化の予測に有用との報告[5]や、一般の高血圧とほぼ同様に「家庭血圧135/85mmHg以上」を高血圧の基準とすべき[1]、との報告があります。透析患者の高血圧に対する降圧薬投与は心血管合併症を減らすことが証明されており[1,6]、高血圧の治療にはできるだけ家庭血圧を目安に取り入れて降圧薬を調整することが重要となります。

以上より、透析患者では「家庭血圧を取り入れた1週間全体である程度血圧を下げる必要があるが、その一方で透析中は下げすぎてはいけない」というジレンマを抱えることになります。

透析患者の血圧管理の原則

では、透析患者の血圧はどのように管理すればよいのでしょうか。透析患者の高血圧の大部分は体液過剰が原因であり、透析中の血圧低下の最大の要因は透析での除水速度です。したがって、安易に降圧薬、昇圧薬を使用する前に、血圧コントロールの基本として、まずは以下の点が重要です（図）。

1）高血圧：体液過剰の是正

高血圧への対策としては、まず「体液過剰の是正＝ドライウエイトの適正化」が第一です。ただしドライウエイトを「適正化＝下げる」ことは、透析中の血圧低下や下肢つり症状などを来しやすくなります。

2）透析中の血圧低下：除水速度を抑える

透析中の血圧低下対策の第一は除水速度を抑えることです。安全な除水速度のおおまかな目安は15mL/kg/時間、つまり4時間透析で体重の6％以下とされています[7]。これには患者に透析間の体重増加をできるだけ抑えてもらうこと、つまり患者教育が必要です。さらに透析時間を延長することも効果的です。

透析患者へ降圧薬・昇圧薬を使用する際の注意点

透析患者の血圧管理の原則は、理想的には「適切なドライウエイト設定」と「できるだけ抑えた除水速度」になりますが、これには患者の理解、自己管理が必要なため、実現困難なことが多いのはみなさんもご存じのとおりです。実際には、患者教育に取り組みつつ、それでも血圧が高い場合には降圧薬を投与し、透析中の血圧低下に対しては昇圧薬を投与する、という対処が必要になります。

ただし、これらの薬剤を使用する際の注意点があります。降圧薬については、できれば家庭血圧が適切に下がるように用量を調整しつつ、透析中の血圧低下を最小限にするよう注意を払う、具体的には透析前の投与は避けるほ

うが無難です。昇圧薬については、交感神経刺激作用により狭心症、不整脈、閉塞性動脈硬化症などを増悪させる可能性があるため、安易な投与は避けることが大切です。

結局のところ、降圧薬、昇圧薬の両方が必要となるかどうかのポイントは、①ドライウエイトを適切に設定（順守）できるかどうか、②患者の自己管理、時間延長の理解が得られるかどうか、そして、③患者個々の病状、背景因子（年齢、原病、合併症）など、ということになります。

引用・参考文献

1) Sarafidis, PA. et al. Hypertension in dialysis patients : a consensus document by the European Renal and Cardiovascular Medicine (EURECA-m) working group of the European Renal Association-European Dialysis and Transplant Association (ERA-EDTA) and the Hypertension and the Kidney working group of the European Society of Hypertension (ESH). Nephrol. Dial. Transplant. 32 (4), 2017, 620-40.
2) 日本透析医学会. 血液透析患者における心血管合併症の評価と治療に関するガイドライン：高血圧. 日本透析医学会雑誌. 44 (5), 2011, 358-62.
3) Hannedouche, T. et al. Multiphasic effects of blood pressure on survival in hemodialysis patients. Kidney Int. 90 (3), 2016, 674-84.
4) Park, J. et al. A comparative effectiveness research study of the change in blood pressure during hemodialysis treatment and survival. Kidney Int. 84 (4), 2013, 795-802.
5) Moriya, H. et al. Aortic stiffness, left ventricular hypertrophy and weekly averaged blood pressure (WAB) in patients on haemodialysis. Nephrol. Dial. Transplant. 22 (4), 2007, 1198-204.
6) 日本透析医学会統計調査委員会. "透析患者における降圧薬使用と生命予後の関係". 図説わが国の慢性透析療法の現況（2005年12月31日現在）. 東京, 日本透析医学会, 2006, 68.
7) 日本透析医学会統計調査委員会. "透析処方関連指標と生命予後". 図説わが国の慢性透析療法の現況（2009年12月31日現在）. 東京, 日本透析医学会, 2010, 76.

医療法人社団慶心会稲城腎・内科クリニック院長　力石昭宏　ちがらいし・あきひろ

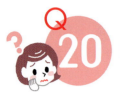

Q20 降圧薬が人によって違うのはなぜ？

ズバリお答えします！

　透析患者への高血圧治療では適切なドライウエイト設定が基本となりますが、実際には個々の病態によって最適な降圧薬を使い分ける必要があります。降圧薬の使い分けの指標としては、①作用機序、②降圧効果、③投与タイミングを考慮することが重要です。

透析患者の高血圧治療

　透析患者は高血圧の合併率が高く（70〜80％）[1]、降圧薬の投与によって心血管合併症は減少し予後が改善します[1〜3]。血圧の指標としては透析室での血圧のみでなく、家庭血圧にも配慮することが重要です。血圧コントロールの基本は適切なドライウエイト設定ですが、実際には降圧薬投与が必要となるケースがほとんどです。

　降圧薬は、患者の病態、個別要因により、①降圧薬の作用機序、②降圧目標に応じた降圧薬の強さ、③適切な投与タイミングを指標に使い分けることが大切です。

降圧薬の作用機序による分類

　降圧薬は作用機序により、①レニン・アンジオテンシン（RA）系阻害薬、②カルシウム拮抗薬（おもにジヒドロピリジン系）、③β遮断薬、④そのほか（α遮断薬や利尿薬など）に大別され[3,4]、おもに①〜③を使用します（**表**）。

表 ● 降圧薬の種類とキーワード

① RA系阻害薬（ARB・ACE阻害薬）：心保護・臓器保護作用→降圧薬の第一選択。
　● ARB：特別な副作用なし、用量調整必要なし。使いやすい。
　● ACE阻害薬：咳の副作用に注意。
② カルシウム拮抗薬：確実な降圧効果あり。
③ β遮断薬：心保護薬として使用。徐脈・喘息増悪に注意。
④ そのほか（α遮断薬など）：起立性低血圧に注意。

1）降圧薬の種類

レニン・アンジオテンシン（RA）系阻害薬

　アンジオテンシンⅡ受容体拮抗薬（ARB）、アンジオテンシン変換酵素（ACE）阻害薬などのRA系阻害薬は心臓保護作用が確立されており、さらには心血管合併症の低減効果も期待されています。つまり降圧作用以上のメリットが期待され、日本透析医学会の2011年のガイドラインでも第一選択とされています[3]。

ジヒドロピリジン系カルシウム拮抗薬
（アムロジピンベシル酸塩、ニフェジピンなど）

　確実な降圧効果があり、副作用などへの特別な配慮もほとんど必要なく、実臨床でも使用頻度が高い薬剤です。

β遮断薬

　心不全、虚血性心疾患の心保護効果を目指す場合や、心房細動の脈拍コントロールには必須です。実際には降圧効果そのものを期待して投与するよりも、心臓保護薬という位置づけが強い薬です。

そのほか

　α遮断薬は、起立性低血圧を来しやすいため慎重に使用する必要があり、早朝高血圧が顕著な患者に（しかもほかの薬剤を優先してから）就寝前に少量投与することがある程度です。利尿薬については、透析患者では尿量を増やして透析間の体重増加を抑えるために、むしろ透析中の血圧低下を予防する目的で投与することがほとんどで、降圧目的に投与することはほぼありま

せん。

2) 降圧作用と第一選択薬

降圧作用自体は、「カルシウム拮抗薬＞ ARB ＞β遮断薬」で、最強の降圧効果があるのはカルシウム拮抗薬であるニフェジピン CR 80mg/ 日で、その次が同じくカルシウム拮抗薬のアムロジピン 10mg/ 日という印象です。

以上を踏まえた降圧薬の投与方法としては、心血管合併症の予防効果を期待して RA 系阻害薬（ARB など）を第一選択薬とし[3]、効果不十分ならカルシウム拮抗薬を併用して確実に降圧するという方法が教科書的な方法です。とくに心臓病を合併し心保護作用が重要と考えられる患者では RA 系阻害薬とβ遮断薬を併用することが重要です[4]。著明な高血圧で確実な降圧効果を期待する場合は最初からカルシウム拮抗薬を用いるケースもあり、実際にはこちらもかなり多いと思います。いずれにしても透析中の急激な血圧低下や透析後の起立性低血圧に注意しながら、1〜2週間ごとに降圧薬の効果を判定して調整を行います。

副作用として、ARB、カルシウム拮抗薬には特別な配慮はほぼ必要ありません。β遮断薬は喘息患者への症状悪化のリスク、徐脈（本来の作用）のリスクがあり、ACE 阻害薬は咳の副作用が一定の割合（1 割程度）でみられることと、特定積層型ダイアライザの使用で血圧低下を来すことが注意点です。

透析患者の降圧目標

基本的な透析患者の降圧目標は、日本透析医学会のガイドラインによれば「心機能低下のない安定した維持透析患者」で「週はじめの透析前で 140/90mmHg 程度」となっていますが[3]、この透析前血圧は低すぎても予後不良であり[5]、心機能が低下した患者、高齢や長期の透析患者では安全性を重視し、さらに高めの血圧で許容することが多くなります。家庭血圧はむしろ透析室の血圧よりも予後に密接に関連するため重要で、一般の高血圧患者とほぼ同様に、135/85mmHg を基準に考えてコントロールすることが重要です[1]。

降圧薬の投与タイミング

　もう一つ、降圧薬を使い分ける点で重要なのは、「透析中の必要以上の降圧を避ける」という点です。とくに午前中透析の場合、透析直前の朝に降圧薬を服用すると透析中に必要以上に血圧が低下してしまうことが多く、午後透析の場合でも、透析日の朝は降圧薬を休薬するか減量するほうが安全です。降圧薬を朝夜の1日2回に分けて投与する場合、透析日の朝は休薬、非透析日は朝夜服用とすると、透析への影響を最小限にできます。もし透析後に血圧が低下し、透析翌日にかけて血圧の回復が遅れるのであれば、透析日の夜は（場合によっては翌朝も）休薬します。朝の血圧上昇が顕著な患者では、夜の降圧薬服用を基本とします。いずれにしても患者個々の血圧の周期変動のパターンをつかみ、降圧薬が効くべきタイミングを見極めて投与することが重要です。

　以上のような点を考慮し、患者の病態、年代別にその血圧の変動と特徴をよく把握したうえで、降圧目標を定めて降圧薬の種類、内服タイミングを調節しています。

引用・参考文献

1) Sarafidis, PA. et al. Hypertension in dialysis patients : a consensus document by the European Renal and Cardiovascular Medicine (EURECA-m) working group of the European Renal Association-European Dialysis and Transplant Association (ERA-EDTA) and the Hypertension and the Kidney working group of the European Society of Hypertension (ESH). Nephrol. Dial. Transplant. 32（4）, 2017, 620-40.
2) 日本透析医学会統計調査委員会. "透析患者における降圧薬使用と生命予後の関係". 図説わが国の慢性透析療法の現況（2005年12月31日現在）. 東京, 日本透析医学会, 2006, 68.
3) 日本透析医学会. 血液透析患者における心血管合併症の評価と治療に関するガイドライン：高血圧. 日本透析医学会雑誌. 44（5）, 2011, 358-62.
4) 日本高血圧学会高血圧治療ガイドライン作成委員会編. "各種降圧薬の特徴と主な副作用". 高血圧治療ガイドライン2014. 東京, ライフサイエンス出版, 2014, 49-53.
5) Hannedouche, T. et al. Multiphasic effects of blood pressure on survival in hemodialysis patients. Kidney Int. 90（3）, 2016, 674-84.

医療法人社団慶心会稲城腎・内科クリニック院長　**力石昭宏** ちからいし・あきひろ

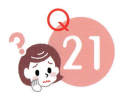

Q21 血圧が高くないのに、アンジオテンシンⅡ受容体拮抗薬（ARB）が処方されるのはなぜ？

ズバリお答えします！

アンジオテンシンⅡ受容体拮抗薬（ARB）には降圧作用を超えた臓器保護効果、とくに心疾患への効果が報告されています。心疾患（心不全、心筋梗塞後）の患者には高血圧でなくても投与するメリットが大きいと考えられています。

RA系阻害薬の心臓・臓器保護作用

　アンジオテンシンⅡ受容体拮抗薬（ARB）は血圧上昇作用のあるアンジオテンシンⅡの受容体への結合を阻害する薬剤で、レニン・アンジオテンシン（RA）系阻害薬の一つです。RA系阻害薬には、ARBのほか、アンジオテンシン変換酵素（ACE）の抑制によりアンジオテンシンⅡの産生を抑えるACE阻害薬、アンジオテンシンの上流にあるレニンを阻害するレニン阻害薬があります。このうち透析患者への使用頻度がもっとも高いのがARB、次がACE阻害薬です。

　RA系阻害薬には心不全の予後改善や心肥大抑制効果、心筋梗塞後の予後改善効果などが報告されています。とくに（心収縮能の低下した）心不全に対する薬物治療の基本はRA系阻害薬とβ遮断薬が2本柱であり、これらは高血圧がなくても少量から投与を開始し漸増しながら、血圧低下に耐えられる限り、できるだけ高用量を使用することが推奨されています[1, 2]。さらにRA系阻害薬には心保護作用以外にも脳循環調節改善作用や抗動脈硬化作用が期待されていることから、日本透析医学会のガイドラインでも基本的に透

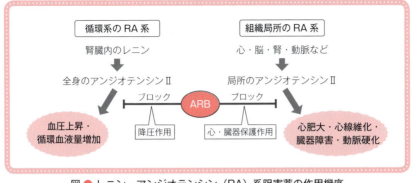

図 ● レニン・アンジオテンシン（RA）系阻害薬の作用機序

析患者の高血圧に対する第一選択薬となっています[3]。

RA系阻害薬の作用機序（図）

　RA系阻害薬において、このような降圧効果を超えた心保護作用や心血管合併症抑制効果が期待されるのはどのような作用機序によるのでしょうか。

　RA系とは、そもそも生物が陸上で生活するために体内に塩分を保持し、血液循環を維持する目的で備えるようになったシステムです。循環血液量（体内の塩分量）低下を感知した腎臓内でレニンが分泌され、このレニンにより活性化したアンジオテンシンⅡが全身の循環系で血圧上昇作用を発揮するシステムを「循環系のRA系」といいます。RA系にはこれに加えて「組織局所のRA系」が存在することが明らかとなり、たとえば心臓局所で活性化されたアンジオテンシンⅡが心筋細胞に直接作用して、心筋細胞の肥大化や線維化を促進することがわかっています。心肥大や心不全の増悪に関与しているのがこの心臓局所のRA系であり、ARBが心臓保護作用を発揮するのは、これに対する抑制作用によると考えられています[2, 4]。組織RA系は、脳循環や動脈壁、腎臓でも組織硬化、機能低下の増悪因子と考えられており、これがRA系阻害薬による心血管合併症抑制効果が期待される理由です[5]。

透析患者へのRA系阻害薬のエビデンス

　透析患者に実際にRA系阻害薬を使用することで、ほかの降圧薬と比較して有意に心血管合併症を抑制するとの報告があります[6,7]。しかしその一方で否定的な報告もあり[8,9]、透析患者でのRA系阻害薬のエビデンスはかならずしも確立されていないのが現状です。透析患者はさまざまな要因が心血管合併症に関係しており、RA系阻害薬単独ではその効果を明らかにすることはなかなか困難なのかもしれません。

RA系阻害薬の慎重投与が必要なケース

　そもそも循環系のRA系は、とくに脱水や血圧が低下した状況において、循環動態を維持するために生物が本来必要としているシステムですから、透析患者においても透析中の血圧維持にRA系が一定の役割を果たしている可能性があります。実際、RA系阻害薬によってむしろ透析患者の予後が悪化した試験では、その理由の一つとして、RA系阻害薬による透析中の血圧低下によって心血管イベントが増加した可能性が示唆されています[8]。したがって、積極的なRA系阻害薬の適応（収縮不全のある心不全や心筋梗塞後）でない場合、とくに透析中に血圧低下のリスクが高い患者については、RA系阻害薬の投与は慎重にしたほうがよいかもしれません。

引用・参考文献

1) 日本循環器学会／日本心不全学会合同ガイドライン．"LVEFの低下した心不全（HFrEF）"．急性・慢性心不全診療ガイドライン（2017年改訂版）．35-8，(http://www.j-circ.or.jp/guideline/pdf/JCS2017_tsutsui_h.pdf，2019年4月閲覧）．
2) 日本高血圧学会高血圧治療ガイドライン作成委員会編．"心疾患"．高血圧治療ガイドライン2014．東京，ライフサイエンス出版，2014，64-7．
3) 日本透析医学会．血液透析患者における心血管合併症の評価と治療に関するガイドライン：高血圧．日本透析医学会雑誌．44 (5)，2011，358-62．
4) 光山勝慶．組織レニン・アンジオテンシン系．治療学．40 (1)，2006，16-20．
5) 日本高血圧学会高血圧治療ガイドライン作成委員会編．"各種降圧薬の特徴と主な副作用"．前掲書2）．49-53．
6) Suzuki, H. et al. Effect of angiotensin receptor blockers on cardiovascular events in patients undergoing hemodialysis : an open-label randomized controlled trial. Am. J. Kidney Dis. 52 (3), 2008, 501-6.
7) Tanaka, M. et al. Impact of use of angiotensin Ⅱ receptor blocker on all-cause mortality in

hemodialysis patients: prospective cohort study using a propensity-score analysis. Clin. Exp. Nephrol. 20 (3), 2016, 456-63.
8) Mizobuchi, M. et al. RAS Inhibitor Is Not Associated With Cardiovascular Benefits in Patients Undergoing Hemodialysis in Japan. Ther. Apher. Dial. 21 (4), 2017, 326-33.
9) Iseki, K. et al. Effects of angiotensin receptor blockade (ARB) on mortality and cardiovascular outcomes in patients with long-term haemodialysis : a randomized controlled trial. Nephrol. Dial. Transplant. 28 (6), 2013, 1579-89.

医療法人社団慶心会稲城腎・内科クリニック院長 **力石昭宏** ちからいし・あきひろ

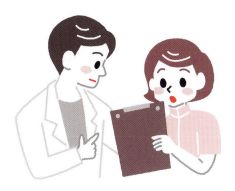

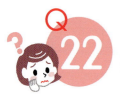

Q22 穿刺の痛みを軽減するような薬はないの？

ズバリお答えします！

穿刺の痛みを緩和する方法として、リドカインテープやクリーム、パッチの使用、局所麻酔薬スプレーやゼリーの使用、鎮痛薬の内服などがあります。

透析治療で行う痛みを伴う穿刺

　透析患者は、採血針の2倍以上の太さの針を透析のたびに刺されるため、穿刺の痛みは透析を続けていくうえでたいへんつらいものです。近年、透析技術向上に伴い透析歴が長くなり、透析歴10年の患者が7割を占めます[1]。1回の透析で動静脈側の2回穿刺を週2～3回と考えれば、年間約300回の穿刺を受けることになり、透析患者には負担のかかる医療行為といえます。穿刺ミスを少なくするよう心がけることは大切ですが、残念ながら穿刺行為自体がなくなるわけではありません。なるべく穿刺の痛みを軽減する方法をとることも重要です。

　穿刺の痛み（痛覚）は皮膚の真皮内にある痛みの受容器である自由神経終末で感知します（図1）[2]。真皮は乳頭層と網状層の2層の密な線維性結合組織により構成され、自由神経終末は浅い乳頭層に分布し、分布密度は体の部位、年齢によって異なり、個人差があります。皮膚が感じる痛みの大部分は脊髄で情報処理され、反射路を通って筋肉に伝えられます。穿刺時に患者がとっさに動くことがあるのはこの反射のためです。

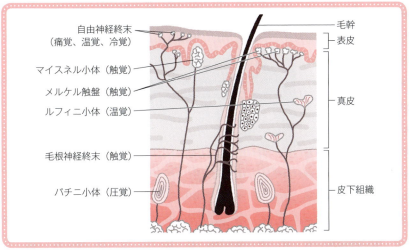

図1 ● 皮膚の構造（文献2より）

穿刺の痛みを緩和する局所麻酔薬

　穿刺の痛みを緩和する局所麻酔薬は、作用発現が速く、持続時間が短いという特徴があるリドカインをおもに使用します。局所麻酔薬がどの深さまで浸透し、どの程度の成分量が届くかによって疼痛緩和の程度が変わります。穿刺の痛みを緩和する方法として、①リドカインテープやクリーム、パッチを穿刺30分〜2時間前に穿刺予定部位に直接貼る、または塗る、②局所麻酔薬スプレーやゼリーを穿刺部位に噴霧・塗布する、③鎮痛薬（NSAIDsやアセトアミノフェンなど）を内服する、などが行われています。

1）リドカインテープ、クリーム、パッチ

　簡便性からテープ製剤がもっとも使用されていますが（図2）、皮膚内への麻酔薬成分の到達深度に限度があり、テープ貼付による痛みの緩和には個人差があります。近年、クリーム製剤が「注射針・静脈留置針穿刺時の疼痛緩和」の効能・効果として追加され保険適用となり、使用可能となりました。テープ製剤のリドカイン配合量は18mgであるのに対し、クリーム製剤は

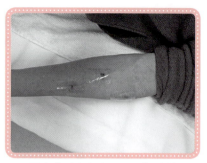

図2● リドカインテープの貼付
(写真提供:くろだ明大前クリニック)

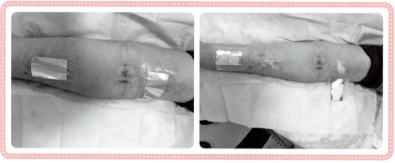

図3● リドカインクリームの塗布 (写真提供:医療法人社団陽和会さくら並木クリニック)
穿刺1~2時間前に穿刺予定部位に皮膚がみえないくらいクリームを厚く塗布する。専用固定テープやポリエチレンフィルム、サージカルテープで塗布部位を覆って密閉状態にする。

25mgと増量しており、また、ほかの局所麻酔薬成分(プロピトカイン25mg)が混合されています。このため痛みを感知する自由神経終末までの浸透がよく、疼痛緩和の効果はテープよりよいとの報告[3]もあります。ただし、薬効時間の関係上、クリームを穿刺1~2時間前に穿刺予定部位に皮膚がみえないくらい厚く塗布した後、専用固定テープやポリエチレンフィルム、サージカルテープでクリーム塗布部位を覆い、密閉状態にします(図3)。穿刺時に密閉にしたテープをはがし、残っているクリームを拭きとり、消毒後に穿刺をします。穿刺前にクリーム塗布、密閉状態にするまでを患者側で行って、

透析施設に来院してもらう必要があり、煩雑さのため使用が限られることがあります。このため実際は、テープ製剤を貼付しても疼痛緩和が不十分なケースに使用されている場合が多いです。テープ製剤は、発赤、かゆみ、接触性皮膚炎が、クリーム製剤は適用部位の蒼白、紅斑、硬結の副作用報告があり、注意が必要です。また、局所麻酔薬に対するアレルギーの有無の確認のため、使用時には過去の問診も重要です。

2）局所麻酔薬スプレー、ゼリー

局所麻酔薬スプレーやゼリーは、穿刺予定部位を何らかの理由でほかの場所に急遽変更するときなどに使われます。

3）鎮痛薬

NSAIDsは発痛増強物質を抑制し鎮痛作用を発揮します。アセトアミノフェンは脳から脊髄への下行性の痛みを抑制するため、鎮痛作用が発揮されると考えらえていますが、機序は未解明です。内服後に血圧低下を来しやすい点や、消化管出血、肝障害のリスクなどから、漫然と内服することは推奨しません。

薬以外の穿刺痛緩和

ほかに穿刺の痛みを和らげる方法として、薬ではありませんが、自由神経終末が痛覚のほかにも温度感覚の受容器であることから、穿刺予定部に温タオルや保冷剤、冷却スプレーを使用し、皮膚を温めるまたは冷却させて痛みを緩和させる方法を用いている施設もあるようです。ただし、大事なシャント血管がある皮膚ですので、十分な配慮が必要です。

引用・参考文献

1) 日本透析医学会統計調査委員会．"年末患者の透析歴と性別"．図説わが国の慢性透析療法の現況（2016年12月31日現在）．東京，日本透析医学会，2017，9．
2) 増田敦子．身体のしくみとはたらき：楽しく学ぶ解剖生理．東京，サイオ出版，2015，157-8．
3) 内村英輝ほか．リドカイン：プロピトカイン配合クリーム（エムラ®クリーム）による透析穿刺痛の緩和．日本透析医学会雑誌．50 (7)，2017，477-82．

くろだ明大前クリニック　中村真理　なかむら・まり

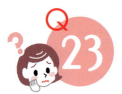

Q23 透析患者は花粉症の薬を飲んでもいいの？

ズバリお答えします！

透析患者は花粉症の薬を飲んでも構いません。ただし、どの薬にもいえますが、腎機能が低下していると禁忌薬や減量が必要な薬もあるため、注意します（**表1**）[1]。花粉症の薬は透析施設以外で処方されることがあり、患者との会話のなかで突然知ることも多いです。

花粉症とは

　花粉症とは花粉（アレルゲン）によって起こるさまざまなアレルギー疾患の総称で、症状はおもにアレルギー性鼻炎（くしゃみ、鼻水、鼻づまりなど）とアレルギー性結膜炎（目のかゆみ、充血、涙など）です。しかし、鼻や目の症状だけでなく、口の渇き、のどの痛みやかゆみ、咳、肌のかゆみ、頭痛、不眠など、花粉の標的臓器によってさまざまな症状を認めます。なかでも口の渇きは、透析間の体重増加が増えることが予想され、注意したい症状です。花粉症をひき起こす原因物質（アレルゲン）は花粉ですが、スギ花粉だけでなく通年さまざまな花粉が飛散しており、スギ花粉以外がアレルゲンとなることも少なくありません。スギ花粉と同時にヒノキ科花粉にもアレルギーがあることが多く、年間をとおして接することの多い疾患といえます[2]。

花粉症の治療に用いるおもな薬

　花粉症のメカニズムには、花粉に過敏状態である「感作」と、臨床的なアレルギー症状が出現する「発症」の2段階があります。花粉（抗原）が粘膜

表1 ● 透析患者における第2世代抗ヒスタミン薬の禁忌薬、減量・注意が必要な薬剤
(文献1を参考に作成)

一般名	商品名	透析患者への投与方法
セチリジン塩酸塩	ジルテック®錠	禁忌
レボセチリジン塩酸塩	ザイザル®錠/シロップ	禁忌
ビラスチン	ビラノア®錠	慎重投与
オロパタジン塩酸塩	アレロック®錠	1日2.5mg 分1～2
トラニラスト	リザベン®カプセル/細粒/ドライシロップ	透析患者の投与法の文献なし
フェキソフェナジン塩酸塩	アレグラ®錠	1回30mg 1日2回
フェキソフェナジン塩酸塩/塩酸プソイドエフェドリン	ディレグラ®配合錠	鼻閉症状の強いときのみ短期使用にとどめ1回1錠 1日1～2回
デスロラタジン	デザレックス®錠	減量の必要はないが血中濃度上昇の可能性があり慎重投与
ベポタスチンベシル酸塩	タリオン®OD錠	5～10mg/日に減量

内に侵入するとIgE抗体が産生され(感作)、IgE抗体が肥満細胞(mast cell)と好塩基球の上にあるIgE受容体につくことで、肥満細胞、好塩基球からヒスタミンやロイコトリエンなど症状のもととなる化学伝達物質(ケミカルメディエーター)を放出します。放出されたヒスタミンやロイコトリエンが刺激となり、アレルギー症状をひき起こすため(発症)、鼻ではくしゃみ、鼻水、鼻づまりに、目ではかゆみ、充血、涙など、刺激先によってそれぞれ違う症状が出ます(図)[3]。花粉症薬はさまざまな種類がありますが、おもに、①抗ヒスタミン薬(第1世代/第2世代)、②抗ロイコトリエン薬、③鼻噴霧用ステロイド薬/点眼薬を組み合わせて使用します。

1) 抗ヒスタミン薬(第1世代/第2世代)

抗ヒスタミン薬は、症状をひき起こすヒスタミンをヒスタミン受容体に結合しないようにして、花粉症の不快な症状を軽減させます。ヒスタミンは運ばれた臓器により発揮する作用に違いがあります。脳に運ばれると日中眠くならないようにしたり、判断力や集中力を高めたりする作用、活動量を増や

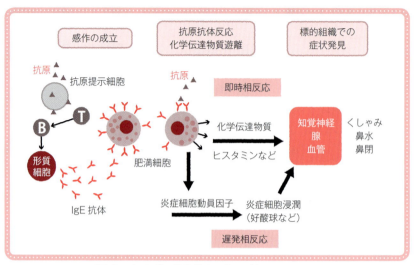

図 ● アレルギー性鼻炎のメカニズム（文献3より）

表2 ● おもな第2世代抗ヒスタミン薬における添付文書での眠気の指標
（文献4より引用、一部抜粋）

一般名	運転について	一般名	運転について
フェキソフェナジン塩酸塩	記載なし	エバスチン	注意
ロラタジン	記載なし	メキタジン	させない
ビラスチン	記載なし	セチリジン塩酸塩	させない
デスロラタジン	記載なし	オロパタジン塩酸塩	させない
レボセチリジン塩酸塩	注意	オキサトミド	させない
エピナスチン塩酸塩	注意	ケトチフェンフマル酸塩	させない
ベポタスチンベシル酸塩	注意	アゼラスチン塩酸塩	させない

すなどのはたらきがあります。抗ヒスタミン薬を飲むと、脳ではヒスタミン作用が抑えられることになるため、眠気の自覚がなくても集中力や判断力低下、作業効率の低下が起こることがあり、この副作用は「インペアード・パフォーマンス」と呼ばれています。とくに第1世代抗ヒスタミン薬は眠気、インペアード・パフォーマンスを起こしやすいため、現在は脳に薬が移行し

づらく、眠気、インペアード・パフォーマンスを起こしにくい第2世代抗ヒスタミン薬がおもに使われています。第2世代抗ヒスタミン薬のなかでも眠気、インペアード・パフォーマンスの起こしやすさに差があるため、透析施設に車で来院している患者（危険作業）や、高齢患者は転倒などに注意が必要です（表2）[4]。

2）抗ロイコトリエン薬

鼻づまりに対して抗ヒスタミン薬より効果が優れており、くしゃみ、鼻水にも有効なため、鼻づまりがある花粉症患者に適しています。禁忌薬、減量の必要はありませんが、一部の抗菌薬（エリスロマイシン）、抗真菌薬（イトラコナゾール）との併用に注意が必要です。

3）鼻噴霧用ステロイド薬／点眼薬

禁忌薬や減量の必要はありませんが、ステロイド点眼薬の長期使用は眼圧が高くなり、ステロイド緑内障が起こる可能性があるため避けるべきです。

引用・参考文献

1) 古久保拓ほか．透析患者への投薬ガイドブック．改訂3版．平田純生ほか編．東京，じほう，2017, 337-97.
2) 鼻アレルギー診療ガイドライン作成委員会編．鼻アレルギー診療ガイドライン：通年性鼻炎と花粉症2016年版．改訂第8版．東京，ライフ・サイエンス，2015, 23.
3) 日本アレルギー学会．アレルギー性鼻炎．(https://www.jsa-pr.jp/html/sickness.html，2019年4月閲覧)．
4) 太田伸男ほか．"抗ヒスタミン薬"．診断と治療のABC：アレルギー性鼻炎．最新醫學別冊．大久保公裕編．大阪，最新医学社，2017, 66.

くろだ明大前クリニック　中村真理　なかむら・まり

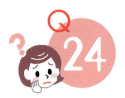

Q24 リン吸着薬を飲むと便秘になるのはなぜ？

ズバリお答えします！

高リン血症治療薬（リン吸着薬）のビキサロマーやセベラマー塩酸塩は、成分であるイオン交換樹脂が腸で水分をたくさん吸収するため、水分の少ない硬結便になりやすいからです。

高リン血症治療薬（リン吸着薬）の種類

　高リン血症治療薬（リン吸着薬）のなかでも、カルシウムを含まないポリマータイプの製剤（ビキサロマー、セベラマー塩酸塩）は便秘になりやすいといわれています（表）。この薬の成分であるイオン交換樹脂（プラスチック様）は、消化管内で食物より遊離したリン酸イオンと結合した後、吸収されることなくそのまま糞便中に排泄されることで、腸管からのリンの吸収を防いでいます（図）。この膨潤の程度はビキサロマーのほうが小さいことから、便秘の程度も少ないことが期待されています。

　一方でカルシウム含有製剤は消化器系への影響は少ないですが、きちんとした服用方法を守らないと血清カルシウム濃度だけが上昇し、石灰化を促進する可能性があります。そのため、副作用は多少ありますが、カルシウム値に影響が少ない非カルシウム含有製剤の使用が近年注目されています。

透析患者におけるリンの影響

　そもそもリンは体にとってはなくてはならないものであり、エネルギー代謝や、カルシウムと一緒に骨をつくるはたらきをしています。しかし、現代の食生活では、一般に不足することはなく、むしろとりすぎが問題です。そ

表 ● 高リン血症治療薬（リン吸着薬）の比較

分類		一般名	商品名	リン吸着能比較	消化器系への影響
Ca含有製剤		沈降炭酸カルシウム	カルタン®	1	少ない
非Ca含有製剤	金属タイプ	炭酸ランタン水和物	ホスレノール®	2	悪心、嘔吐
		クエン酸第二鉄水和物	リオナ®	1	やや下痢 黒色便
		スクロオキシ水酸化鉄	ピートル®	2	下痢 黒色便
	ポリマータイプ	ビキサロマー	キックリン®	2/3	やや便秘や腹部膨満
		セベラマー塩酸塩	フォスブロック® レナジェル®	2/3	便秘や腹部膨満

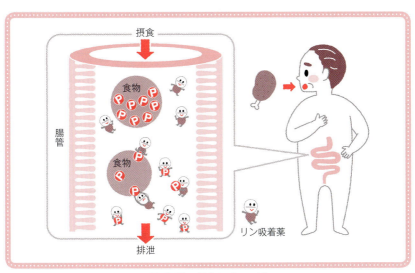

図 ● リン吸着のイメージ

の原因の一つに、リンを多く含む食品添加物が加工食品や清涼飲料水などに使用されていることがあげられます。健常人は不必要なリンは尿中に排出することができます。しかし透析患者の場合、1回の透析で除去できるリンの

量は800〜1,000mgといわれており[1]、摂取量が過剰になっても排出量には限界があります。除去しきれなかったリンは体内に残り、骨をもろくしたり、心血管系は石灰化がすすむなど、さまざまな悪影響をおよぼします。

　これらの高リン血症による合併症を避けるためには、服用のタイミングと量が重要になります。リン吸着薬は、胃に食物が入り、消化される過程でリンの吸収を阻害します。そのため、飲み忘れて時間が経った場合は飲んでも意味がありません。また、リンの多い食事のときは多く飲み、少ない食事のときは減らす、食事をしなかったら飲まないようにするなど、リン吸着に必要な分だけ薬を飲むことで余計な副作用も起こりにくくなると思われます。

便秘の原因

　便秘はリン吸着薬の副作用だけでなく、複数の原因が重なって起こっていることが多いです。透析患者は水分制限やカリウムの問題から、野菜など食物繊維の多い食品も制限されており、便秘になりやすい環境にあります。そのほかにも、消化管運動機能の低下や運動不足、糖尿病患者の神経障害など、多くの原因が考えられます。便秘は症状が強くなると、腸管の閉塞、嵌頓、さらには腸管穿孔を起こすこともあるため、その前に下剤を併用する必要があります。ビキサロマーやセベラマー塩酸塩は、成分であるイオン交換樹脂が腸で水分をたくさん吸収するため、水分の少ない硬結便になりやすく、下剤の使用は便をやわらかくする浸透圧性下剤か、便の量を増やす膨潤性下剤をおすすめします。

　また、最近では鉄含有リン吸着薬であるクエン酸第二鉄水和物やスクロオキシ水酸化鉄が発売され、臨床現場で使用できるようになっています。これらの薬剤の副作用として軟便・下痢があげられます。この副作用を逆手にとって、便秘で困っている方に投薬することで、リン値を低下させるだけでなく、便通を改善させることも可能となってきました。ただし、症状の発現程度は個々の患者によって異なりますので、調節がむずかしい場合もあります。

引用・参考文献

1) Hou, SH. et al. Calcium and phosphorus fluxes during hemodialysis with low calcium dialysate. Am. J. Kidney Dis. 18 (2), 1991, 217-24.

医療法人援腎会すずきクリニック理事長　**鈴木一裕**　すずき・かずひろ

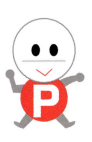
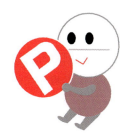

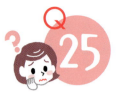

Q25 活性型ビタミンD_3製剤とシナカルセト塩酸塩はどう使い分けているの？

ズバリお答えします！

カルシウムもリンも低い症例には、活性型ビタミンD_3製剤を優先的に使用します。カルシウムとリンが高い症例には、シナカルセト塩酸塩（カルシウム受容体作動薬）を使用することで、互いの副作用を相殺させ、PTHをコントロールしながらカルシウムとリンもコントロールします。

二次性副甲状腺機能亢進症の治療

　活性型ビタミンD_3製剤とシナカルセト塩酸塩（以下シナカルセト）は、維持透析下の二次性副甲状腺機能亢進症の治療に用いられる薬剤です。そのなかでも、高カルシウム血症を起こさず副甲状腺ホルモン（PTH）を抑制するために開発された薬剤が、カルシウム受容体作動薬（シナカルセト）です。カルシウム受容体作動薬は副甲状腺細胞表面のカルシウム受容体に直接作用して、血中カルシウム値が上昇したと思わせることで、PTHの分泌を抑制させます。さらに、血清リン値を低下させる作用もあります。現在、カルシウム受容体作動薬は、2008年に発売された経口薬のシナカルセト（レグパラ®）と、2017年に発売された静注薬のエテルカルセチド塩酸塩（以下エテルカルセチド：パーサビブ®）、そして2018年にシナカルセトの副作用を改良して発売されたエボカルセト（オルケディア®）の3種類があります。

　副甲状腺機能亢進症の進行を阻止するためには、十分な透析や食事療法、さらに高リン血症治療薬（リン吸着薬）の内服でリンを目標値まで下げること、また、不足する活性型ビタミンD_3を補充して予防することが大切です。

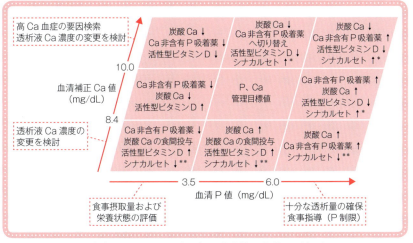

図1 ● リン（P）とカルシウム（Ca）の治療管理法「9分割図」（文献1より）
「↑」は開始または増量、「↓」は減量または中止を示す。
＊血清PTH濃度が高値、＊＊もしくは低値の場合に検討する。

　活性型ビタミンD₃製剤のPTH抑制効果は強いものの、同時に小腸からのカルシウム吸収能も上昇させるため、高カルシウム血症をひき起こす危険があり、PTHを抑制するために十分な量を投与できない場合がありました。

活性型ビタミンD₃製剤とカルシウム受容体作動薬の使い分け

　活性型ビタミンD₃製剤はカルシウム、リンを上げる作用をもち、カルシウム受容体作動薬はカルシウム、リンを下げる作用があります。日本透析医学会が策定した『慢性腎臓病に伴う骨・ミネラル代謝異常の診療ガイドライン』では、カルシウムとリンの管理目標値が設定され、副甲状腺機能亢進症患者での活性型ビタミンD₃製剤とカルシウム受容体作動薬の使い分けが示されています（図1）[1]。活性型ビタミンD₃製剤は、カルシウムもリンも低い症例には優先的に使用し、カルシウムとリンが高い症例に対してはカルシウム受容体作動薬を使用することで、互いの副作用を相殺させ、PTHをコン

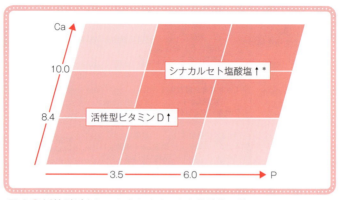

図2 ● 活性型ビタミンDとシナカルセト塩酸塩の使い分け（文献1より）
＊PTH濃度が高値の場合

トロールしながらカルシウムとリンをコントロールすることが可能となってきています（**図2**）[1]。

　透析患者の生命予後には血管石灰化が強く影響しますが、血管石灰化を防止する観点から、カルシウムとリンを目標範囲にコントロールすることはきわめて重要です。これまでの報告で、シナカルセトには石灰化抑制作用があるのではないかと考えられており、活性型ビタミンD_3製剤による治療を受けている患者では、シナカルセトが投与されているほうが心血管死亡および死亡率が低かったという報告もあります[1]。さらに、カルシウム受容体作動薬には、副甲状腺細胞の増殖を抑えることで、肥大化した副甲状腺を縮小させる副甲状腺過形成抑制作用があります。このことはよく知られており、シナカルセトが発売されてから副甲状腺摘出術の件数が激減しています。

副作用と薬剤の選択

　シナカルセトが発売されて、透析患者の二次性副甲状腺機能亢進症の治療は容易になってきていますが、副作用として悪心・嘔吐などの消化器症状や、過度な血清カルシウム値の低下が多いとも報告されています[2〜4]。それらは重篤なものではないとされていますが、治療継続の障害となる可能性もある

ため、はじめは少量から投与を開始し、患者の状態や検査データなどを確認しながら、徐々に増量していく必要があります。

　最近では、静注薬であることから服薬コンプライアンスが向上するエテルカルセチドや、シナカルセトの副作用である消化器症状発現頻度を少なくしたエボカルセトが発売されました。エテルカルセチドは静注薬のため、投与直後の血清カルシウム値の急激な低下に注意が必要です。また、エボカルセトは少量から投与可能ですが、高度の二次性副甲状腺機能亢進症には大量の内服数が必要となるなどの欠点もみられます。これらの薬を上手に選択して使用することで、二次性副甲状腺機能亢進症をコントロールしていくことが、われわれ医療者には求められています。

引用・参考文献

1) 日本透析医学会. 慢性腎臓病に伴う骨・ミネラル代謝異常の診療ガイドライン. 日本透析医学会雑誌. 45 (4), 2012, 301-56.
2) Block, GA. et al. Cinacalcet for secondary hyperparathyroidism in patients receiving hemodialysis. N. Engl. J. Med. 350 (15), 2004, 1516-25.
3) Lindberg, JS. et al. Cinacalcet HCl, an oral calcimimetic agent for the treatment of secondary hyperparathyroidism in hemodialysis and peritoneal dialysis : a randomized, double-blind, multicenter study. J. Am. Soc. Nephrol. 16 (3), 2005, 800-7.
4) Fukagawa, M. et al. Cinacalcet (KRN1493) effectively decreases the serum intact PTH level with favorable control of the serum phosphorus and calcium levels in Japanese dialysis patients. Nephrol. Dial. Transplant. 23 (1), 2008, 328-35.

医療法人援腎会すずきクリニック理事長　**鈴木一裕** すずき・かずひろ

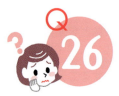

Q26 透析導入前に重曹が処方されている患者がいるのはなぜ？

ズバリお答えします！

　腎機能が落ちてくると、水素イオンなどの酸が尿中に排泄されにくくなり、体が酸性に傾く代謝性アシドーシスの状態になります。アシドーシスは腎障害とも関連があると考えられ、このアシドーシスを防ぐために、透析導入前にアルカリ化剤として重曹を投与することがあります。

透析導入前患者とアシドーシス

　重曹とは重炭酸ナトリウム（重炭酸ソーダ、sodium bicarbonate）の略で、炭酸水素ナトリウム（化学式：$NaHCO_3$）のことです。重曹の特徴は、弱アルカリ性の性質をもち、酸を中和する作用があることです。体内では栄養素の代謝に伴い常に酸がつくられていますが、体液は中性に近い弱アルカリ性（pH 7.4）に保たれています。これは、肺が呼吸により炭酸ガスとして酸を排泄し（呼吸性代償）、腎臓が余分な酸である水素イオンを尿中に排泄（代謝性代償）していることで調節されます（図）。

　しかし、腎機能が落ちてくると、水素イオンなどの酸が尿中に排泄されにくくなり、体が酸性に傾いてしまいます。これを「代謝性アシドーシス」といいます。アシドーシスが重篤になると、心機能低下、不整脈、低血圧などを起こす場合があります。多くは無症状です。しかし、アシドーシス自体が腎障害の進行速度に関連したり[1]、アシドーシスを防ぐことが腎障害の進展を遅らせる[2]との報告もあります。アシドーシスを防ぐため、透析導入前にアルカリ化剤として重曹を1日1〜3g投与し、血漿HCO_3^-濃度22mEq/L

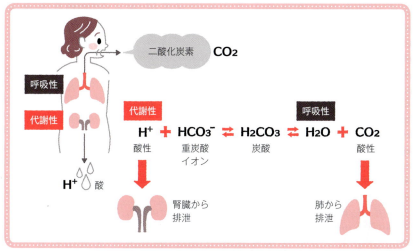

図 ● 酸性排泄のしくみ

以上を目標にコントロールしていくことがあります。

透析患者とアルカローシス

　また、高尿酸血症を併発する高血圧患者では、重曹によるナトリウム過剰負荷の危険性を考え、クエン酸製剤（クエン酸カリウム、クエン酸ナトリウム水和物）もしばしば使用されます。実際、重曹とクエン酸製剤の尿アルカリ化効果を比較した試験では、クエン酸製剤が優れた尿アルカリ化効果を有することが示された報告もあります[3]。しかし、クエン酸製剤はカリウムを含むため、腎機能が悪化して高カリウム血症を併発した腎不全患者への投与は留意しなければなりません。

　一方で維持透析がはじまると、透析によるアシドーシス是正が可能となります。透析液にはアルカリ化剤として重炭酸が含まれ、体液を弱アルカリに戻してくれます。重炭酸濃度は透析液によって異なり、25mEq/L、27.5mEq/L、30mEq/L、35mEq/L などの種類があります。

　重炭酸濃度の高い透析液では過度のアルカローシスを起こすおそれがあり

ます。アルカローシスは血管などにカルシウムが沈着する異所性石灰化が起こるおそれがあり、とくにカルシウムとリンの積が 70 以上の状態で、血液など体液の pH がアルカローシスになると、リン酸カルシウムが析出されやすくなります。血液透析後の一過性のアルカローシスは石灰化を助長するため、過度のアルカリ化は望ましくなく、定期的な血液ガス分析での確認が必要となります。

引用・参考文献

1) Gadola, L. et al. Calcium citrate ameliorates the progression of chronic renal injury. Kidney Int. 65 (4), 2004, 1224-30.
2) Rustom, R. et. al. Oral sodium bicarbonate reduces proximal renal tubular peptide catabolism, ammoniogenesis, and tubular damage in renal patients. Ren. Fail. 20 (2), 1998, 371-82.
3) 上田泰ほか. 尿アルカリ化剤 CG-120 (ウラリット U) の臨床評価:重曹を対照とした多施設非盲検 Well-controlled traial. Clin Evol. 9, 1981, 421-33.

医療法人援腎会すずきクリニック理事長　**鈴木一裕**　すずき・かずひろ

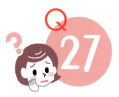

Q27 透析患者に抗血栓療法は行っていいの？

透析患者に抗血栓療法はさまざまな目的で行われていますが、薬剤の使用条件が健常人と異なるので注意が必要です。患者ごとに有益性をよく検討したうえで処方します。

さまざまな抗血栓療法と適応疾患

　抗血栓療法とは、血栓症の発症を抑制する治療のことを指します。抗血栓療法の分類に「抗血小板療法」「抗凝固療法」「線溶療法」があります。それぞれ似たようにみえますが、一つひとつ適応疾患や意味合いが違います。

　抗血小板療法は血小板のはたらきを抑制するものですが、おもに心筋梗塞や脳梗塞といった動脈血栓症の治療で使われます。代表的なものとしてはアスピリンがあげられます。抗凝固療法は凝固系のはたらきを抑制する治療ですが、おもに血流がゆっくりな場所にできる血栓に対する治療となります。心房細動、深部静脈血栓症や肺塞栓症などに対する治療がこれにあたります。代表的な薬剤としてはワルファリンカリウム（以下ワルファリン）があげられます。線溶療法はできてしまった血栓を溶解する治療で、ウロキナーゼがこの治療薬に含まれます。透析領域ではシャントが血栓閉塞した際にウロキナーゼが使われることがあります。

　以下、おもに透析患者においてとくに問題となることが多い心房細動の治療について解説します。

透析患者における心房細動の治療

　慢性透析療法を受けている患者総数は2016年で329,609人であり、増加率は減少してきているもののいまだ年々増加傾向にあります。平均年齢も68.15歳と高く、こちらも年々高齢化がすすんでいます[1]。心房細動の有病率は、年齢とともに上昇することが知られています。このことからも透析患者における心房細動の罹患率は高く、日本、北米、欧州における透析患者の統計を行ったDOPPS (dialysis outcomes and practice patterns study) によると罹患率は全体で12.5％、日本では5.6％であったと記されています。日本の透析患者における脳血管疾患による死因は6.5％で減少傾向にはあるものの、心不全、感染症、悪性腫瘍についで4番目に多い疾患です。一般住民に比べ脳梗塞は約2倍、脳出血は約8倍におよび死亡率も高い統計が出されています。

　抗凝固薬は心原性塞栓症の原因となる血栓形成を抑制し、心房細動に対するワルファリン投与は脳梗塞の予防に有効であるとされています。近年、新規経口抗凝固薬といわれる新しい分類の心房細動に対する抗凝固薬が出現していますが、いずれも透析患者では禁忌です。ワルファリンの投与も原則禁忌と添付文書に記されていますが、実際はかなりの頻度でワルファリンが処方されています。透析施行時に回路凝血防止目的で使用するヘパリンはワルファリンの作用を増強するとされ、心房細動を合併した透析患者に対するワルファリンの有益性がほぼ示されていない現状では、ワルファリン治療は慎重に行われなければなりません。

　一過性脳虚血発作や脳梗塞の既往、人工弁置換術後、僧帽弁狭窄症、左房内血栓の存在において、本来それぞれPT-INR（プロトロンビン時間国際標準比）を用いた治療目標範囲が示されていますが、上記の理由によりPT-INRを2.0未満に維持することが望ましいといわれています[2]。その一方で、重篤な心原性脳塞栓症はPT-INRが1.6未満でみられるといった報告もあります[3]。新規に心房細動を発症した高齢血液透析患者のうち、ワルファリン使

用者249名と非使用者948名において脳卒中発症リスクを検討した報告で、ワルファリン治療群は非治療群と比較し脳梗塞の発症リスクは同等であったが、脳出血のリスクは2倍であったといった報告もみられます[4]。また、ワルファリンが血管石灰化にも関与するといわれています。リスクファクターや状況によってはワルファリンを推奨、非推奨に分類した報告もされています[5]。そういったものを参考に投与の可否を決めることも望ましいといえるでしょう。

　以上、透析患者におけるワルファリン投与基準は、患者ごとに有益性をよく検討したうえで処方する必要があると考えられます。

引用・参考文献

1) 日本透析医学会統計調査委員会．"慢性透析患者数の推移"．図説わが国の慢性透析療法の現況（2016年12月31日現在）．東京，日本透析医学会，2017，3．
2) 日本透析医学会．血液透析患者における心血管合併症の評価と治療に関するガイドライン：不整脈・心臓弁膜症．日本透析医学会雑誌．44 (5)，2011，383-8．
3) Wakita, M. et al. Effects of anticoagulation on infarct size and clinical outcome in acute cardioembolic stroke. Angiology. 53 (5), 2002, 551-6.
4) Winkelmayer, WC. et al. Effectiveness and safety of warfarin initiation in older hemodialysis patients with incident atrial fibrillation. Clin. J. Am. Soc. Nephrol. 6 (11), 2011, 2662-8.
5) Sood, MM. et al. The intersection of risk and benefit : is warfarin anticoagulation suitable for atrial fibrillation in patients on hemodialysis? Chest. 136 (4), 2009, 1128-33.

医療法人社団優腎会優人上石神井クリニック院長　関口嘉　せきぐち・よしみ

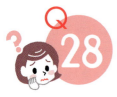

エルシトニン®って何？

ズバリお答えします！

エルシトニン®は、骨粗鬆症によって生じる痛みの治療に使われる薬剤です。エルシトニン®の有効成分であるエルカトニンには、①骨吸収の抑制作用、②中枢神経を介した鎮静作用、③血清カルシウムの低下作用があります。

透析患者に多い骨粗鬆症とその痛み

　骨は硬く、一見どの部分も同じように見えますが、骨芽細胞による骨形成と、破骨細胞による骨吸収を絶えずくり返しています。このつくるスピード（骨形成）と壊すスピード（骨吸収）のバランスがくずれると、骨の量が減って弱くなり、骨折しやすくなる骨粗鬆症の状態になります。骨粗鬆症はそれだけでは痛みはありませんが、ちょっとしたはずみで骨折しやすくなります。骨折すると痛みが生じ、さらに痛みから動けなくなることで、ADL の低下につながっていきます[1]。

　骨粗鬆症は加齢や閉経によって一般の人でも増えていきますが、透析患者では「慢性腎臓病に伴う骨・ミネラル代謝異常（CKD-MBD）」のために、さらに進行しやすくなります。たとえば、透析患者は一般の人に比べて、大腿骨頸部骨折が約 5 倍多いといわれています[2]。

　エルシトニン®は、そうした骨粗鬆症による疼痛に対して使用されます。有効成分であるエルカトニンは、ウナギのカルシトニンの誘導体です。カルシトニンとは、おもに甲状腺から分泌されるホルモンで、血中カルシウムを低下させる作用があります。ウナギ由来のカルシトニンは、ヒトカルシトニン

よりも生理活性が高いのですが、さらに構造を変えて効きやすく合成したものがエルシトニン®です[3]。

エルカトニン（エルシトニン®）の効果

エルシトニン®の有効成分であるエルカトニンには、①骨吸収の抑制作用、②中枢神経を介した鎮静作用、③血清カルシウムの低下作用があります。

①では破骨細胞のはたらきを抑えて、骨吸収を抑制する作用をもっているため、相対的に骨形成を亢進して、骨粗鬆症を予防する効果が期待されます。26週間の長期投与を行った骨粗鬆症の患者に対する臨床試験では、エルカトニン投与によって骨密度の増加が確認されました。しかし骨折のリスクを減らす効果は、十分に実証できませんでした。

一方で、②の中枢神経を介した骨粗鬆症の痛みを抑える作用ははっきり示されたため、2003年からは「骨粗鬆症」から「骨粗鬆症における疼痛」へ保険適用が変更になりました[1]。この鎮痛効果は、骨密度の増加に先行して早期に現れます。また、通常の鎮痛薬とは異なるメカニズムを介して、骨病変が関与しない痛みにも有効であることが報告されています[1]。このため、早期の痛みの緩和やQOLの改善を期待し、骨粗鬆性の骨折が発症した直後や、椎体骨折に伴う姿勢の変形が生じた症例に対して、最初に選択される薬剤の一つになっています[1]。

また、③の作用を利用して、高用量のエルシトニン®を高カルシウム血症の治療に使用することもあります。

エルカトニン（エルシトニン®）の投与と副作用

投与方法は、エルシトニン®20単位の週1回筋肉注射が基本です。透析患者の場合は透析後に点滴静注で投与することもあります。漫然と長期間投与することは推奨されず、投与期間は6ヵ月が目安とされています。

副作用として、悪心、顔面紅潮、発疹、熱感などがあり、アレルギー反応に注意が必要です。また、ビスホスホネートなどの骨に作用する薬と併用す

るときは、急激な血清カルシウムの低下に注意が必要です。海外では、類似薬であるサケカルシトニンの長期使用と発がん性の関係が指摘されているものの、最近の再解析では可能性は低いと報告されています[4]。エルシトニン®では発がん性の報告はありません。

引用・参考文献

1) 骨粗鬆症の予防と治療ガイドライン作成委員会編. 骨粗鬆症の予防と治療ガイドライン2015年版. 東京, ライフサイエンス出版, 2015, 208p.
2) Wakasugi, M. et al. Increased risk of hip fracture among Japanese hemodialysis patients. J. Bone Miner. Metab. 31 (3), 2013, 315-21.
3) 山内広世. カルシトニン研究の流れ. THE BONE. 20 (5), 2006, 627-35.
4) Wells, G. et al. Does salmon calcitonin cause cancer? A review and meta-analysis. Osteoporos. Int. 27 (1), 2016, 13-9.

医療法人社団誠賀会渋谷ステーションクリニック院長 **冠城徳子** かぶらぎ・のりこ

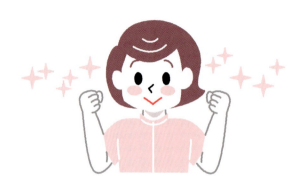

Column 3

飲み薬（内服薬）と坐薬は何が違うの？

　坐薬の使い方では、「座って飲んでみた」とか、「お尻に入れて」という説明を「お汁に入れて」と聞き間違えたなど、笑えない話がたくさんあります。

　坐薬とは肛門（膣専用の坐薬もあります）に使用する固形の外用薬です。直腸、肛門など使用した部分に直接作用する薬（便秘治療薬、痔疾患治療薬など）と、使用した薬の有効成分が血液中に吸収され全身に作用する薬（解熱鎮痛薬、制吐薬、抗けいれん薬など）があります。

　坐薬と内服薬の違いは、①内服薬と異なり直接血液中に吸収されるため、肝臓で分解を受けずに薬の効きが早いこと、②内服薬に比べて胃腸障害が少ないこと、③薬を飲むのを嫌がる小児や上手に飲むことがむずかしい高齢者、体調が悪く飲むことができないようなときに使いやすいこと、④食事の影響を受けにくいことなどがあります。

　飲み薬と同じ成分である坐薬を使用するときは、飲み薬と同じような副作用が発生することがあります。解熱鎮痛薬を使ったときに生じる胃腸障害の副作用を例にしますと、飲み薬ほどの頻度ではありませんが、坐薬でも胃腸障害が発生するといわれています。

　坐薬に限ったことですが、2種類以上の坐薬を使用する場合、使用する順番が基剤によって決まります。坐薬の基剤は水溶性と油脂性のものに分けられます。たとえば、小児には解熱薬、制吐薬、抗けいれん薬などの坐薬がよく使用されます。そのうち解熱薬と抗けいれん薬、あるいは解熱薬と制吐薬というように、2種類の坐薬の組み合わせがよくみられます。まず水溶性基剤である抗けいれん薬を入れ、少なくとも30分以上の間隔を空けて十分に吸収されてから油脂性基剤である解熱薬を入れます。坐薬を併用する場合、使う順番によっては有効成分の吸収に影響が出ることもありますので、十分な注意が必要です。

医療法人虹嶺会土浦ベリルクリニック院長　山田幸太　やまだ・こうた

Column 4

他院で処方された薬はどのように確認したらいいの？

　透析患者がほかの医療機関を受診するケースは多く、それぞれの医療機関より処方箋を受け取り、近隣の調剤薬局で薬をもらっています。薬剤名を確認することは重要ですが、薬剤名を正確に覚えている患者は多くありません。それに対応するのが「お薬手帳」です。お薬手帳は、いつ、どこで、どんな薬を処方してもらったかを記録しておく手帳のことで、複数の医療機関を受診していても、薬局で調剤ごとに記載するので、時系列に服用している薬剤を調べることができます。小冊子に調剤された薬の一覧をシールで貼る形式が主流でしたが、最近ではスマートフォンを利用した「電子お薬手帳」が普及しつつあります。初診時にお薬手帳で服用薬剤を確認する医師も増えていますので、持参率は高くなりつつあります。

　しかし、残念ながらお薬手帳を複数所有している患者がいます。「他院も受診していると医師に悪く思われる」と思い込んでいる患者は、病院別に手帳を使い分けている傾向があります。「別に手帳はないですか？」とひと言かけると、発見につながることが多いです。また、電子お薬手帳と従来のお薬手帳など、薬局別に手帳を運用している方もいます。電子お薬手帳は運用がはじまったばかりで、多くの独自アプリが存在し、機能もさまざまです。アプリによってデータの入力方法は手動や自動、写真での画像保存などがあるため、すべてのデータが入っていないケースも想定しながら、口頭での確認も忘れず行いましょう。手帳の記入方法は各薬局により異なり、とくに薬の服用量は1日量か1回量のどちらで記入されているかには注意が必要です。また、院内処方の医療機関では記入されないケースもあるため「手書きでもよいので記入してほしい」と医療機関に依頼をするように、患者に指導します。医薬品名が違っていても主成分が同じだったり、配合錠の1成分が同じかどうかにも注意します。

薬樹株式会社薬樹薬局オガワ管理薬剤師／ストアマネジャー　**飯田郁雄**　はんだ・いくお

第 3 章

食事にかかわる薬のギモン

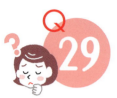

Q29 水分制限のある透析患者が薬を飲むときにも水は必要なの？

ズバリお答えします！

　水分制限のある透析患者でも薬を飲むときには、水は必要です。適切な食事療法により、食塩摂取量が多くならないように、また、合併症治療に伴う薬が増えないように支援することも大切です。患者の状態に合わせて、水なしで服用できる製剤に変更することも検討します。

薬を飲むときには水が必要

　薬は、一般的にコップ1杯（180〜200mL）の水、または白湯で服用する必要があります。

　透析患者では、透析間のドライウエイトの増加は、次の透析まで中1日の場合は3％以内、中2日の場合は5％以内に抑えるようにとされています。体に入る水の量と、出る水の量との差が透析間の体重増加となり、体重増加をみながら水分摂取量が決められます。「慢性透析患者の食事療法基準」では、血液透析患者の場合、水分摂取量はできるだけ少なく、腹膜透析の患者では腹膜透析除水量＋尿量とされています[1]。患者一人ひとりによって1日の水分摂取量は異なりますが、食事に含まれる水分以外の水分摂取量は1日500〜600mLが目安とされていますので、その1日500〜600mLの水分量のなかに薬を服用する水が含まれることになります。

　しかし、薬を水なしで飲んだり、少量の水で飲むと、薬が十分に溶けないまま吸収が低下して効果が発揮できないことがあります。また、薬が食道で停留し、そこで溶け出すと粘膜を傷め、炎症を起こしたり、食道潰瘍を起こ

すおそれがあります。散薬などでは薬が気管から肺に入ってしまい、肺炎を起こすおそれもあります。また、水の服用は胃を刺激して胃の運動を高めて、薬を小腸へ移動させる役目もあります。そのため、透析患者でも薬を飲むときには水が必要です。

水なしでも飲める薬

　口腔内崩壊錠（OD錠）は、唾液で薬を崩壊させて、水なしで服用できる製剤です。そのほか、商品名に速崩壊性を示す略語がついたものがあります。たとえば、D（disintegrating、崩壊）錠は、崩壊後唾液のみで服用可能ですが、寝たままの状態では水なしで服用してはいけないものもあります。RM（rapid melt、速溶）錠やRPD（rapid disintegrating、速崩壊）錠は、口のなかで速やかに崩壊することから唾液のみでも服用可能ですが、口腔粘膜からは吸収されないので、唾液または水で飲み込む必要があります。また、フィルムシート型の口腔内崩壊製剤もあり、口腔内崩壊錠と同様に、水なしで服用することが可能です。

　口腔内崩壊錠は、①透析患者のように水分制限のある患者に向いている、②嚥下困難な患者に向いている、③水分を必要としないので場所を選ばず服用できる、④薬を飲んでいるところをみられずに服用できる、などの利点があります。しかし、唾液量が少ない場合、薬が口のなかに停留してしまう可能性があります。また、複数の薬を服用するなかで、1種類だけが口腔内崩壊錠の場合は、すべてを水で服用することになります。

　嚥下困難の場合や散薬が服用しにくい場合は、服薬ゼリーなどに混ぜて服用する方法があります。服薬ゼリーの使用量は個々の患者によって異なりますが、1回に大さじ1杯程度を目安として、適宜量を調節します。

薬の飲み方の支援を

　透析患者は、摂取する水分量が制限されており、また合併症に伴い服用する薬の種類や剤数も多くなります。薬の飲み方の支援とあわせて、食塩制限

や食事療法などを効果的に行い、薬が増えないようにして、水分摂取量が多くならないようにすることも必要です。また、薬を食事と一緒に服用したり、飲水のタイミングに薬を飲むことで、飲水量を減らすこともできます。

引用・参考文献
1) 日本透析医学会. 慢性透析患者の食事療法基準. 日本透析医学会雑誌. 47（5）, 2014, 287-91.

兵庫医科大学病院薬剤部部長 木村健 きむら・たけし

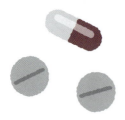

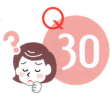

Q30 薬をお茶で飲んでもいいの？牛乳やスポーツ飲料は？

薬は水か白湯で飲むのが原則です。薬を水以外の飲料で服用すると、薬の吸収が低下したり薬の代謝が阻害されて、作用が増強されたり、副作用が起こりやすくなることがあります（表）。そのため、薬は原則、水か白湯で服用しましょう。

薬とお茶

　以前は、鉄剤を服用するときには、お茶に含まれるタンニンが鉄と結合して鉄の吸収を阻害するおそれがあるため、お茶では飲んではいけないとされていました。しかし、貯蔵鉄が減少している貧血患者や女性は、腸管からの鉄吸収が亢進しており、タンニンによる吸収阻害の影響は無視できるとの報告や、水とお茶で服用した場合ではヘモグロビン値の有意な差はないとの報告もあり、今では鉄剤はお茶で服用しても問題ないといわれています[1]。

薬と牛乳

　牛乳はカルシウムやたんぱく質を豊富に含むため、薬との相互作用が起こりやすいので注意が必要です。薬の成分がカルシウムと結合し、消化管内で難溶性のキレートを形成して薬の吸収を阻害し、薬の効果が減弱されるおそれがあります。たとえば、テトラサイクリン系抗菌薬や、ニューキノロン系抗菌薬などがその代表で、薬を服用後、2〜4時間程度は牛乳を飲むことを控えることが望ましいとされています。逆に、ベンゾジアゼピン系睡眠薬（睡眠改善薬）のクアゼパムは、牛乳により薬の吸収が高まり、過度の鎮静や呼

表 ● 薬の服用時に避けるべき水以外の飲料

飲料の種類	避ける必要のあるおもな薬剤
牛乳	テトラサイクリン系抗菌薬、ニューキノロン系抗菌薬、クアゼパム（ベンゾジアゼピン系睡眠薬）、沈降炭酸カルシウム（高リン血症治療薬）など
グレープフルーツジュース	カルシウム拮抗薬、シンバスタチン、アトルバスタチンカルシウム水和物（脂質異常症治療薬）、シクロスポリン（免疫抑制薬）など多くの薬剤
アルコール	睡眠薬、抗不安薬、抗精神病薬、抗うつ薬、抗アレルギー薬（抗ヒスタミン薬）、ニトログリセリン製剤、セフメタゾールナトリウム静注用（セフェム系抗菌薬）など多くの薬剤
カフェインを含む飲料	テオフィリン、アミノフィリン水和物（気管支拡張薬）、麻黄（マオウ）、エフェドリン類含有製剤など
スポーツ飲料・ミネラルウォーター（硬水）	ビスホスホネート製剤など

吸抑制を起こすおそれがあります。また、高リン血症治療薬の沈降炭酸カルシウムは大量の牛乳で服用することにより、ミルク・アルカリ症候群（milk-alkali syndrome〈高カルシウム血症、高窒素血症、アルカローシスなど〉）が現れることがあります。

薬とグレープフルーツジュース

　グレープフルーツジュースには、グレープフルーツに含まれるフラノクマリン類という成分が、薬の代謝酵素（CYP3A4）を阻害することで、一部の薬の血中濃度が上昇し、その効果を増強させ、副作用が現れやすくなるおそれがあります。たとえば、降圧薬のカルシウム拮抗薬や、脂質異常症治療薬のシンバスタチンやアトルバスタチンカルシウム水和物、免疫抑制薬のシクロスポリンなどがあります。そのほかにもグレープフルーツジュースを避けるべき薬は多くありますので、薬剤師などに確認しましょう。

薬とアルコール

　アルコールは多くの薬の吸収や代謝などに影響し、薬の効果に影響を与え、副作用が起こりやすくなるため、絶対に薬をアルコールで服用してはいけません。アルコールは中枢神経抑制作用を有しており、とくに睡眠薬や抗不安薬、抗精神病薬、抗うつ薬、抗アレルギー薬（抗ヒスタミン薬）と一緒にアルコールを服用すると中枢抑制作用が増強され、精神機能、知覚・運動機能の低下を起こすおそれがあります。ニトログリセリン製剤（経皮吸収型製剤、舌下錠）では、相加的に血管拡張作用が増強し、血圧低下作用が増強するおそれがあります。また、アルコールが薬の代謝を阻害して、薬の血中濃度が上昇し作用が増強される薬に三環系抗うつ薬のアミトリプチリン塩酸塩があります。アルコール多量常飲者では、解熱鎮痛薬であるアセトアミノフェンを服用したところ、アルコールによって代謝酵素が誘導され、アセトアミノフェンから肝毒性をもつ成分への代謝が促進され、肝不全を起こしたとの報告があります[2, 3]。

　一方では、薬がアルコールの分解を抑制し、アルコール代謝の途中段階で生じるアセトアルデヒドが蓄積することで発現する不快な作用（ジスルフィラム様作用：顔面紅潮、心悸亢進、めまい、頭痛、嘔気など）が現れることがあります。セフェム系抗菌薬のセフメタゾールナトリウム静注用では、アルコールによりジスルフィラム様作用が現れることがあるので、投与期間中および投与後少なくとも1週間は飲酒を避ける必要があります。同じくアルコールを含むドリンク剤や健康酒にも注意が必要です。

薬とカフェイン

　中枢神経刺激作用を有するカフェインを含む飲料（緑茶、紅茶、コーヒー、コーラなど）も薬との相互作用があります。気管支拡張薬のテオフィリンやアミノフィリン水和物では、相加的に中枢神経刺激作用が増強され、過度の中枢神経刺激作用が現れることがあり、頭痛、不眠、不安、興奮などが発現

する可能性があります。また、風邪薬などに含まれる麻黄やエフェドリン類含有製剤との併用により、交感神経刺激作用が増強され、不眠、発汗過多、頻脈、動悸、全身脱力感、精神興奮などが現れやすくなります。カフェインを多く含んだエナジードリンクといわれる飲料や、逆にカフェインの含有量を減らしたり、カフェインの入っていない飲料も増えてきていますので、飲料の成分には注意が必要です。

薬とスポーツ飲料・硬水

　スポーツ飲料にはカルシウムやマグネシウムなどのミネラルが含まれているため、薬の成分とミネラルが結合して薬の吸収を阻害し、効果が減弱されるおそれがあります。同様にミネラルを多く含んだ硬度の高い水も注意が必要です。骨粗鬆症治療薬のビスホスホネート製剤では、カルシウムやマグネシウムなどの含量がとくに高いミネラルウォーターと同時に服用すると、薬の吸収を妨げることがありますので、ミネラルウォーターではなく水道水で服用するよう指導します。やむを得ずミネラルウォーターで服用する場合には、外国産などのカルシウムやマグネシウムなどを多く含有しているもの（硬水）での服用は避ける必要があります。

引用・参考文献

1) 久保田一雄ほか．老年者鉄欠乏性貧血患者の鉄吸収に及ぼす緑茶飲用の影響．日本老年医学会雑誌．27 (5), 1990, 555-8.
2) 厚生労働省．薬事・食品衛生審議会医薬品第二部会議事録．2014年9月5日（https://www.mhlw.go.jp/stf/shingi2/0000070264.html，2019年4月閲覧）．
3) 米田晃敏ほか．アセトアミノフェンによる急性肝不全・急性型の1例．肝臓．59 (7), 2018, 363-9.

兵庫医科大学病院薬剤部部長　**木村健**　きむら・たけし

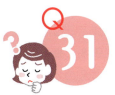

Q31 絶食指示のあるときは薬を飲まないほうがいいの？

ズバリお答えします！

ふだん飲んでいる薬を絶食指示があるときには飲まないほうがよいのか、それとも飲んだほうがよいのか。これは一概には答えられません。それは「どんな理由で絶食の指示が出ているのか」や「どんな目的でふだんから飲んでいる薬なのか」「その薬がどんな作用をもっているのか」によって判断することが必要だからです。

腎生検を例に考える

　それでは、腎疾患をもつ患者にはどのような理由で絶食の指示が出るのでしょうか。そのおもな理由に、「検査の実施」があります。「検査」とひと言でいってもさまざまな検査がありますので、ここでは「腎生検」を例にとって考えてみましょう。

　腎生検などの侵襲度の高い検査を実施する際は、絶食の指示が出されることがあります。腎生検に関するシステマティックレビューでは、血清クレアチニン値2mg/dL以上の症例、急性腎障害の症例、40歳以上、女性、収縮期血圧が130mmHg以上の症例で出血のリスクが高いと報告されています[1]。つまり、出血のリスクを低下させるには、腎生検を実施する際の十分な血圧管理が重要になります。では、ふだんから血圧管理のために降圧薬を飲んでいる患者に、腎生検の実施を理由に絶食の指示が出されたとします。この場合、降圧薬は飲んだほうがよいでしょうか、それとも飲まないほうがよいでしょうか。

　もう少し考えてみましょう。わが国における透析導入の原因となる疾患の

なかで、もっとも大きな割合を占めるものが「糖尿病性腎症」であることは広く知られています。糖尿病性腎症の診断は、臨床診断の感度が95％と高く組織診断の意義は乏しいとされてはいますが、ほかの腎疾患との鑑別のために腎生検を実施する場合があります[2]。糖尿病性腎症を疑うということは、当然、糖尿病が既往に存在しており、その患者の多くは何らかの血糖降下薬を飲んでいると考えられます。では、ふだんから血糖管理のため血糖降下薬を飲んでいる患者に、腎生検の実施を理由に絶食の指示が出されたとします。この場合、血糖降下薬を飲んだほうがよいでしょうか、それとも飲まないほうがよいでしょうか。

服薬の目的と薬の作用

　1つ目の質問である降圧薬はおそらく飲んだほうがよいでしょう。降圧薬を飲むことで、十分な血圧管理のもと腎生検を実施できます。その結果、出血のリスクが低下すると考えられます。反対に、2つ目の質問である血糖降下薬は飲まないほうがよいと考えられます。絶食している患者に血糖降下薬を飲ませた場合、低血糖になる可能性があります。低血糖症状が出現した場合、当然のことながら安全に腎生検を実施することはできません。検査が中止になる可能性があるのです。

　絶食という指示の理由が同じ「腎生検」という「検査」であったとしても、「どんな目的でふだんから飲んでいる薬なのか」「その薬がどんな作用をもっているのか」によって、飲むほうがよいのか、飲まないほうがよいのかが変わったのがおわかりいただけたかと思います。

　絶食の指示が「検査」ではなく、何か別の理由で出ているとしたら？　今、みなさんの目の前にいる患者が飲んでいる薬は「どんな目的でふだんから飲んでいる薬なのか」「その薬がどんな作用をもっているのか」を考えたくなりませんか。

引用・参考文献

1) Corapi, KM. et al. Bleeding complications of native kidney biopsy : a systematic review and meta-analysis. Am. J. Kidney Dis. 60 (1), 2012, 62-73.
2) 和田隆志ほか. 糖尿病性腎症と高血圧性腎硬化症の病理診断への手引き. 佐藤博ほか編. 東京, 東京医学社, 2015, 1-4.

東京医科大学病院薬剤部主査 **犬伏厚夫** いぬぶせ・あつお

第3章 食事にかかわる薬のギモン

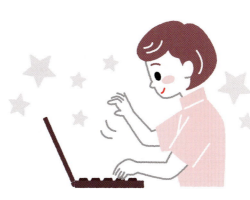

Q32 食事をしないときは、食後薬は飲まなくていいの？

ズバリお答えします！

　食事をしないときには薬は飲まなくていいのか。これは **Q31**（**127ページ**）と同様に一概には答えられません。それは薬を飲む、飲まないについて判断するときは「どんな目的でふだんから飲んでいる薬なのか」「その薬がどんな作用をもっているのか」を考える必要があるからです。本項目ではどんな作用をもった薬が「食事をしないときは飲まなくてよい薬」なのかについて述べます。

高リン血症治療薬の場合

　じつは透析導入患者には食事をしないときに飲まなくてよい薬があるのです。ただし「飲まなくてよい」という表現は正確ではありません。「飲んでも十分な効果が得られない薬」があるのです。その代表的な薬が「高リン血症治療薬（リン吸着薬）」です。

　リンは生体内で骨を形成する主要なミネラルであり、たんぱく質のリン酸化やATPなどのエネルギー供給源として生命維持に重要な役割を果たしています。リンの生体への供給は、そのすべてが食事摂取による腸管からの吸収によります。そして、その排泄においては腎臓がもっとも重要なはたらきを担っています。腸管から血中に吸収されたリンは腎臓の糸球体で濾過され尿中に排泄されます。血中のリン濃度が低下したときには、腎臓の近位尿細管で再吸収が起こることにより血中のリンの濃度が上昇します。つまり、腎臓の機能が正常であれば血中のリンの濃度はおよそ一定に保たれます[1]。

　透析患者はこの腎臓の機能が低下してしまうことで血中のリン濃度が高く

なってしまいます。この状態を「高リン血症」といいます。高リン血症自体には目立った症状はありませんが、濃度の高くなったリンは血中のカルシウムと結合し、血管、関節、皮膚、角膜などに沈着して「石灰化」を起こします。これを「異所性石灰化」といいます。とくに血管の石灰化は深刻で、冠動脈などに影響がおよぶと心筋虚血などの重大な障害につながるのです。

　先ほども述べたとおり、リンの供給はすべて食事によるものです。排泄能力の低下した患者はリンの供給量、すなわち摂取量を減らさなければ高リン血症になってしまいます。そのため、第一に食事療法が行われます。しかし、食事療法だけでリンの摂取量を調節することは困難です。そこで「リン吸着薬」の出番です。リン吸着薬はその名のとおり食品に含まれるリンをさまざまな方法で吸着し、体外への排出を促進する薬です。リン吸着薬がその効果を十分に発揮するためには、消化管内でリン吸着薬と食品に含まれるリンが接触することが必要です。リン吸着薬の服用方法が「食直後」や「食直前」となっているのはこのためです。食事をとらなければ、そもそも消化管内にリンを含む食品が存在しません。たとえリン吸着薬を飲んだとしても、リン吸着薬は食品に含まれるリンに接触することができず「十分な効果が得られない」のです。そのため、リン吸着薬は一般的に食事をとらない場合は飲む必要はありません。

α-グルコシダーゼ阻害薬の場合

　ほかにも、「食事をしないときに飲んでも十分な効果が得られない薬」が存在します。α-グルコシダーゼ阻害薬と呼ばれる血糖降下薬です。この薬は、米やパンなどの炭水化物の分解に必要なα-グルコシダーゼという酵素のはたらきを阻害し、最終分解物であるグルコースをできづらくします。その結果として小腸でのグルコースの吸収が緩やかになり、血糖値の急激な上昇（食後過血糖）を抑えることができるのです。α-グルコシダーゼは小腸に存在している酵素なので、食事よりも先に薬が小腸に到達しなければ十分な効果が得られません。そのため、α-グルコシダーゼ阻害薬の用法は「食直前」と

なっているのです。

＊　＊　＊

　食事をしないときに薬を飲まなくてもよいのかを判断するにも「どんな目的でふだんから飲んでいる薬なのか」「その薬がどんな作用をもっているのか」を考える必要があります。みなさんもぜひ挑戦してみてください。

引用・参考文献

1）草野英二．高リン血症，低リン血症．腎と透析診療指針2016．腎と透析2016年増刊号．東京，東京医学社，2016，76-9．

東京医科大学病院薬剤部主査　**犬伏厚夫**　いぬぶせ・あつお

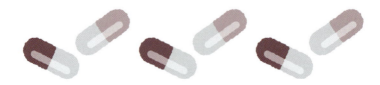

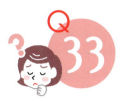

Q33 「食後すぐ」というのは何分以内のこと？ 飲み忘れに気づいた時点で飲んでもいいの？

ズバリお答えします！

「食後」とは食事が終わってから30分以内をいいます。「食後すぐ」とは「食直後」ともいいます。食後に飲み忘れた場合、気がついたときに飲んでもよい薬もありますが、飲んではいけない薬もあるため、注意が必要です。

食後＝食事を終えて30分以内

　一般的な服薬時点についてですが、「食後」とは食事が終わってから30分以内をいいます。「食後すぐ」とは「食直後」ともいい、できるだけすぐ飲んでもらいたい薬のことです。理由は、食べたものが胃のなかにあるうちに薬を飲むことで、空腹時による薬の胃内の刺激を緩和したり、胃の内容物との間で相互作用を期待します。もう一つ大切なことは、食後に服用する習慣があれば飲み忘れが減るということです。特別な理由がない限り、食直後と食後30分以内は同じと思ってください。

リンに関する薬は注意が必要

　高血圧治療薬の1日1回の持続製剤は食事の影響を受けにくく、食後に服用を忘れたら気がついたときに飲みます。抗菌薬は血中濃度の観点から、食後3回ではなく8時間ごとに服用することをおすすめします。

　では、なぜ食後すぐ（食直後）と指示が出されるかというと、胃の内容物と混ざることによる相互作用を期待しているからです。腎機能が低下して、

表 ● 高リン血症治療薬のポイント

成分名（商品名）	用法・作用	メリット	デメリット
沈降炭酸カルシウム（カルタン®）	食直後・CaとPiを結合	安価。消化器系副作用が少ない。保存期に使いやすい（低Caのとき）。	空腹時服用による高Ca血症、胃内pHの影響を受けるためプロトンポンプ阻害薬などに注意する。1日3g以上は血管石灰化スコアが上がる。
炭酸ランタン水和物（ホスレノール®）	食直後・CaとPiを結合	リン吸着力が強い。吸収率が低い。異所石灰化防止が可能。OD錠は水分制限患者に有効。	吐き気・嘔吐が多い。チュアブル錠はかまずに飲むと消化管穿孔の報告あり。入れ歯ではかめない。
クエン酸第二鉄水和物（リオナ®）	食直後・鉄とPiを結合	鉄剤補給が不要。異所石灰化防止。保存期も使える。	フェリチンをモニタリングする。黒い便。空腹では服用しない。
セベラマー塩酸塩（レナジェル®、フォスブロック®）	食直前・ポリマーとしてPiと結合	PTHを抑制し二次性副甲状腺機能亢進を防止できる。Ca/Pi上昇させない＝血管石灰化を防ぐ。LDL-Cや尿酸値を下げる効果あり。	リン吸着力が弱い。服用量が多い。便秘、腸閉塞が起こる。
ビキサロマー（キックリン®）	食直前・ポリマーとしてPiと結合	アシドーシスを起こさない。異所石灰化防止。便秘するが他剤より少ない。	カプセルは大きく飲みにくいので顆粒がよい。保存期の適用はない。
スクロオキシ水酸化鉄（ピートル®）	食直前・鉄とPiを結合	チュアブル錠はかんで食べる。顆粒製剤もある。	透析患者に限る。錠剤はかまずに飲むと消化管穿孔の報告あり。入れ歯ではかめない。

※カルシウム（Ca）、リン（Pi）、副甲状腺ホルモン（PTH）

CKDステージG3b（GFR 30〜44mL/min/1.73m^2）くらいから血中リン値が上昇してきますが、これにより副甲状腺ホルモンのバランスがくずれたり、骨病変などの骨・ミネラル代謝異常が生じてきます。リン摂取は食品から行われており、肉などのたんぱく性食品のほかに加工食品や調理済み食品にリン酸塩というかたちで多く含まれています。リンと結合して血中濃度を上げないようにする沈降炭酸カルシウムは、この食品中のリンを除去するには吸収される前に対策をとらなければなりませんので、食べたものが胃のなかにあるうちに薬によって処理するために、食後急いで内服します。この薬は飲み忘れて空腹時に飲むと血中のカルシウム濃度が上昇して、高カルシウ

ム血症や血管石灰化の副作用が出やすくなるため注意が必要です。リンを低下させる薬のポイントを**表**で示します。炭酸ランタン水和物は食直後にかみ砕いて飲みます。食直前に飲む薬もあるため、注意が必要です。

引用・参考文献

1) 平田純生編. 腎疾患の服薬指導 Q&A：CKDから透析患者まで. 改訂版. 大阪, 医薬ジャーナル社, 2012, 503p.
2) 日本腎臓病薬物療法学会学術委員編. 腎臓病薬物療法トレーニングブック. 平田純生監修. 東京, じほう, 2015, 224p.

株式会社レーベンブランレモン薬局三方原店　伊藤譲　いとう・ゆずる

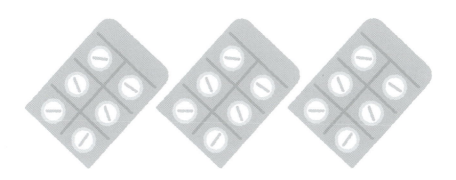

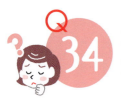

Q34 食後の薬を食直前に飲んでも大丈夫？食間の薬を食後に飲んだらどうなるの？

薬の作用によって異なります。飲むタイミングをかならず守る必要のある薬もあれば、飲み忘れに気づいた時点で飲んでもよい薬もあります。患者の理解度に合わせて指導することが大切です。

食直後に飲む薬

　Q33（133ページ）で述べたように、胃のなかの食べものとの相互作用を期待する沈降炭酸カルシウムや炭酸ランタン水和物は、かならず食直後に飲まなければ効果が期待できないどころか、高カルシウム血症に代表されるような副作用が出やすくなってしまいます。とくに沈降炭酸カルシウムは食前や食間に飲むと血管石灰化が起こりやすくなり、心臓や肺に石灰化が起こる異所石灰化をひき起こし、心筋梗塞の原因になりますので、十分な服薬指導を行い、なぜこの薬は食直後に飲まなければならないかを患者に理解してもらう必要があります。

食直前に飲む薬

　かならず食直前に飲まなくてはいけない薬には、リンを吸着させるポリマー製剤（セベラマー塩酸塩）などのほかに、食後の血糖値上昇を抑えるα-グルコシダーゼ阻害薬（アカルボース、ボグリボースなど）や、インスリンの分泌を短時間で促す速効型インスリン分泌促進薬のグリニド薬（ミチグリニドカルシウム水和物、レパグリニドなど）の糖尿病治療薬があります。

透析後に飲む薬

　多くの薬は食後でも食前でも効果は同じになることがあるので、降圧薬は飲み忘れに気がついた時点で服用しても大丈夫です。透析日には透析後に降圧薬を飲むことがありますが、これは透析によって薬も体外に出てしまったり、また透析中は血圧が下がっていることがあり、効きすぎて血圧低下を起こす可能性があるためです。血圧低下をくり返し起こしていると生命予後に影響があるといわれていますので、血圧の下がりすぎも危険です。

食間に飲む薬

　食間とは食後2時間、または食前2時間と定義しています。胃に食べものが入っていないタイミングで薬の効果が上がる場合と、ほかの薬があるとそれらの薬効を妨げる場合は、食間に服用します。

　胃薬などは、飲み忘れのないタイミング（寝る前など）でもよいでしょう。しかし、球形吸着炭（クレメジン®）は、腎機能低下による尿毒症毒素を吸着して体外へ排泄する作用がありますが、ほかの薬と同時に飲むと併用薬まで吸着してしまい、ほかの薬の効果が現れませんので、併用薬がある場合はかならず単独で食間に服用しなければなりません。併用薬がなければ、食間の指示で飲み忘れた場合は食前や食後でも構いません。

飲むタイミングよりも用量が重要な薬

　慢性または急性腎不全による高カリウム血症に使用されるポリスチレンスルホン酸カルシウム（アーガメイト®、カリメート®）や、ポリスチレンスルホン酸ナトリウム（ケイキサレート®）は消化管内でカリウムをイオン交換するため、食事の影響よりも決められた用量を守ることが大切です。飲み忘れたら気がついた時点で服用してもらいます。

株式会社レーベンブランレモン薬局三方原店　伊藤譲　いとう・ゆずる

第3章　食事にかかわる薬のギモン

Column 5

サプリメントは薬と何が違うの？

　サプリメントは薬ではなく、あくまでも食品です。薬は正式には医薬品です。食品は、機能などの表示を許可されている「特別用途食品」「保健機能食品」と、許可されていない「一般食品（いわゆる健康食品）」があります。サプリメントは、一般用食品（健康食品）のなかに含まれます。医薬品は「医療用医薬品」「一般用医薬品（OTC医薬品）」「医薬部外品」があります。

　サプリメントは健康食品に分類され、法律上の定義はなく、健康の維持・増進のために利用されています。サプリメントはビタミンやミネラルなどの成分を濃縮し、錠剤やカプセル状にしたものです。サプリメントの利用目的は、健康の維持・増進や病気の予防、食事で不足している栄養素の補給や強化、疲労回復、美容やダイエットなど性別や年齢によってさまざまです。サプリメントは食品に分類されていますが、ビタミンやミネラルなど一度に多種類を摂取すると健康被害の可能性が高くなり、被害の原因究明もむずかしくなります。何種類かを摂取している場合は、同じ成分が重複していることもあり、過剰摂取による体調不良もひき起こしますので、服用中の薬との飲み合わせを確認します。形状は薬に似ていますが、薬とは別物です。サプリメントの利用によって病気の治癒の遅れや、症状が悪化することもあります。

　一方、医薬品は医薬品医療機器等法（旧薬事法）という法律に基づき、有効性や安全性などについて国の厳しい審査基準をクリアして、承認・許可されたものです。医薬品は病院内で治療に使用する、または処方箋に基づいて調剤される医療用医薬品、薬局で購入できる一般用医薬品、スーパーでも購入できる医薬部外品に大別できます。

　サプリメントはコンビニやスーパーなどで販売できますが、薬は薬局やドラッグストアで、薬剤師や登録販売者がいなければ販売できません。

薬樹株式会社薬樹薬局オガワ管理薬剤師／ストアマネジャー　**飯田郁雄**　はんだ・いくお

第4章

漢方薬のギモン

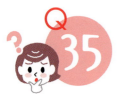

Q35 透析患者は漢方薬を飲んでもいいの？

透析患者でも漢方薬は内服できます。漢方薬は生薬を組み合わせてつくられたもので、電解質や微量元素が含まれていますが、透析患者で気をつけるべきカリウム、アルミニウムなどは、多くは含まれていません。

透析患者における漢方薬

　漢方医学は西洋医学とは異なり、体の機能を重視して分類します。患者の体質や病状に合わせた処方をしていきます。漢方薬には多数の種類があり、現在、日本には医療保険の適用があるものが 148 種あります。漢方薬は生薬（植物の根・皮・実、動物、鉱物など）を組み合わせてつくられたもので、電解質や微量元素が含まれていますが、透析患者で気をつけるべきカリウム、アルミニウムなどに関しては、制限になるほど多くは含まれていません。

漢方薬の副作用

　消化器症状（下痢、便秘、胃痛、腹部違和感など）、皮膚症状、のぼせ、動悸、二次性アルドステロン症（低カリウム血症）など、さまざまな副作用がありますが、内服中止で軽快することが多いです。また、小柴胡湯（ショウサイコトウ）はインターフェロンと併用すると間質性肺炎を起こす可能性があり、注意が必要です。副作用に注意すべきおもな生薬には**表**のものがあります。

　漢方薬を何種類も同時に内服すると、同じ生薬を含んでいるために副作用が強く出る可能性があります。とくに甘草（カンゾウ）を含んでいる漢方薬は多く、併用

表 ● 副作用に注意すべきおもな生薬

- **麻黄（マオウ）**：エフェドリンを含有しており、交感神経が興奮し、動悸、発汗、不眠、血圧上昇などが出ることがある。
- **附子（ブシ）**：トリカブトの根の部分であり、アルカロイドが含まれ、動悸や不整脈などの症状が発現することがある。毒性があり、過量となると中毒を起こす。
- **甘草（カンゾウ）**：約70％の漢方薬に含まれる主要な生薬の一つ。偽性アルドステロン症を起こすことがあり、血圧やカリウム値に注意が必要である。
- **大黄（ダイオウ）**：下痢、腹痛などの消化器症状が強く出ることがある。
- **人参（ニンジン）**：高血圧を増悪させることがある。

する際には含まれている生薬を確認することも大事です。また、大黄（ダイオウ）と芒硝（ボウショウ）の瀉下作用のように、違う生薬でも効能が同じものには注意が必要です。

また、西洋薬との併用による相互作用が問題となることもあります。例としては、石膏（セッコウ）、竜骨（リュウコツ）、牡蠣（ボレイ）、滑石（カッセキ）などの生薬は胃内 pH が酸性だと吸収されやすく、アルカリ性だと吸収されにくいとされています。また、アルカロイド（附子（ブシ）に含まれる）は胃内 pH がアルカリ性だと吸収されやすくなります。ヒスタミン H_2 受容体拮抗薬（H_2 ブロッカー）やプロトンポンプ阻害薬などの胃潰瘍治療薬は、胃内 pH を低下させるために、これらの吸収に作用します。胃潰瘍治療薬を内服している透析患者も多いため、注意が必要です。

漢方薬内服時の注意点

漢方薬は、湯に溶かして湯液にしてから内服するのが望ましく、これにより、消化管からの吸収がよくなり、効果も高まると考えられています。しかし、透析患者では水分摂取過多になりやすくなるので注意が必要です。服用時間は、吸収をよくするために食前・空腹時が推奨されます。また、漢方薬にも副作用があるため、用量・用法は守る必要があります。透析患者に対する漢方薬の投与回数、用量についてはっきりとした見解は得られていないので、患者の反応をみながら調整する必要があります。

透析患者によく使われる漢方薬

1）体力低下・倦怠感・食思不振

　透析患者では、患者全体の高齢化がすすんでおり、体力低下、全身倦怠感、食思不振などが起こりやすくなっています。全身倦怠感や食思不振などに十全大補湯や補中益気湯が有用です。

2）呼吸器症状

　感冒の初期には葛根湯が使われます。咳嗽、のどの違和感、感冒様症状に対して麻黄湯、小青龍湯、麦門冬湯、麻黄附子細辛湯が使われます。

3）消化器症状

　透析患者は、体重コントロールのための飲水制限や透析による除水、食事療法のための食物繊維摂取不足、高リン血症治療薬の内服などから便秘を起こしやすいです。西洋薬を使うことも多いですが、腸の運動が低下している場合には、大建中湯や麻子仁丸、潤腸湯などが用いられます。腹部膨満に対しては大建中湯が用いられます。透析導入直後の不均衡症状の一つとしてみられる嘔気については、五苓散を使用することがあります。長期透析患者に起こりやすい消化管アミロイドーシスによる嘔気には、半夏瀉心湯が有効なことがあります。

4）精神症状

　近年、透析導入患者の高齢化がすすんでおり、老年期精神障害が問題となることが多くなっています。せん妄、興奮状態、易怒性や攻撃性のある患者に対しては、抑肝散が使われます。抑うつ気分や不安、ストレスによるのどの違和感を訴えるときには、半夏厚朴湯が有用です。

5）透析困難

　漢方医学的に透析患者の体について考えてみると、全身の体液の恒常性を保てなくなり、浮腫や胸水、腹水といった異常な水の貯留を来している「水滞」といった状態と捉えらます。水滞の状態を改善するのが利水剤で、五苓散は利水剤の一つです。plasma refilling を促進させる作用をもつともいわ

れ、透析前後の血圧低下に対して有用だという報告があります。透析中の下肢のつりに対しては芍薬甘草湯(シャクヤクカンゾウトウ)がよく使われます。

引用・参考文献

1) 川添和義. 漢方薬. 透析ケア. 22 (6), 2016, 558-60.
2) 小野孝彦. 腎臓内科領域の漢方治療. 日本東洋医学雑誌. 64 (1), 2013, 10-5.
3) 室賀一宏. 透析中の漢方治療. 中医臨床. 32 (3), 2011, 348-51.
4) 上桝次郎. 慢性腎臓病に対する生薬の湯液治療. 日本医事新報. 4567, 2011, 82-7.
5) 川嶋朗ほか. 腎疾患. 治療. 91 (6), 2009, 1743-7.
6) 平田純生. 透析患者からよく聞かれる服薬に関する素朴な疑問. 透析ケア. 13 (2), 2007, 145-9.
7) 室賀一宏. 維持透析患者の倦怠感に対する十全大補湯の効果について. 日本東洋医学雑誌. 49(5), 1999, 823-7.
8) 青柳一正. 漢方薬. 腎と透析. 70 (4), 2011, 676-8.
9) 桜井寛ほか. 漢方製剤エキス顆粒 (医療用) 中のカリウム含量 (第2報). 日本透析医学会雑誌. 28 (7), 1995, 1081-5.
10) 和田健太朗. 透析医のための漢方薬テキスト：西洋医学で対応しきれない透析合併症に漢方で挑む！東京, アトムス, 2018, 240p.

社会福祉法人恩賜財団済生会支部静岡県済生会静岡済生会総合病院腎臓内科医長　宇山聡子　うやま・さとこ

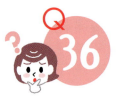

Q36 漢方薬で腎不全が悪化するって本当なの？

　本当です。漢方薬も医薬品であり、副作用が出ることはあります。有名なものとしては「アリストロキア酸腎症」「偽性アルドステロン症」があります。

アリストロキア酸によるアリストロキア酸腎症

　漢方薬の副作用で有名なものとして、アリストロキア酸腎症があります。アリストロキア酸腎症は、ダイエット目的で使用された漢方薬により起こった腎不全です。1993年、ベルギーと日本で報告[1, 2]され、「Chinese herbs nephropathy」と呼ばれています。日本30例、ベルギー105例、そのほかの国でも報告[1〜3]されています。

　この腎症は、ウマノスズクサ科の関木通(カンモクツウ)に含まれるアリストロキア酸によるものと考えられています。発症機序に関しては、完全には解明されていませんが、病理組織学的には腎臓の間質にびまん性の線維化を認めます。進行性の腎機能障害を起こして末期腎不全に至り、透析や移植が必要となることもあります。血清クレアチニンが2mg/dLを超えた症例では、とくに予後が悪いと報告[3]されています。治療法は、アリストロキア酸が含まれた薬剤の中止です。アリストロキア酸を摂取したすべての人が発症するわけではなく、性別や体質、摂取量や期間などが影響すると考えられています。

　さらに、アリストロキア酸腎症では尿路系悪性腫瘍を起こす確率が高いと報告[3, 4]されています。悪性腫瘍の治療は、摘出術です。予防的摘出術を行った報告[3]もありますが、すべての症例に対して予防的摘出術を行うことが

よいかどうかは明らかではありません。

　現在、日本で医薬品として承認されている漢方薬には、アリストロキア酸は含まれていません。しかし、個人使用目的で海外から持ち込まれた薬剤や健康食品に含まれている可能性はあるので注意が必要です。

甘草（カンゾウ）による偽性アルドステロン症

　また、甘草（カンゾウ）による偽性アルドステロン症もよくきかれます。甘草にはグリチルリチン（GL）が含まれています。GLは腸内細菌によりグリチルレチン酸（GA）に代謝されます。

　本来、コルチゾールは、11β-ヒドロキシステロイドデヒドロゲナーゼ（11β-HSD）によってアルドステロン受容体への結合力が弱いコルチゾンに代謝されるために、アルドステロンがアルドステロン受容体に結合できます。GLやGAには、この11β-HSDを抑制する作用があり、コルチゾンに代謝されない多量のコルチゾールがアルドステロン受容体に結合してしまい、アルドステロン作用が過剰な状態となります。そのため、腎臓からのナトリウム再吸収、カリウム排泄が増加して、細胞外液量の増大による体液貯留や高血圧、低カリウム血症を来します。低カリウム血症が長期間続くと、尿細管の空胞化、間質の線維化、尿細管萎縮が起こり、尿の濃縮力障害のために多尿となります。

　近年、この機序に関しては新たに提唱されていることがあります。甘草による偽性アルドステロン症を起こした患者の血液にのみ、GAの代謝物である3-モノグルクロニルグリチルレチン酸（3MGA）が検出されたのです。この3MGAはGAと同様に11β-HSDを抑制する作用があります。さらに、3MGAは細胞内に入り、直接アルドステロン受容体に作用し、偽性アルドステロン症を起こすと考えられています[4]。

そのほか

　そのほかの腎障害には、巴豆（ハズ）による強い下剤作用により、高度脱水から急

性腎障害を起こした報告[5, 6]もあります。

引用・参考文献

1) Vanherweghem, JL. et al. Rapidly progressive interstitial renal fibrosis in young women: association with slimming regimen including Chinese herbs. Lancet. 341 (8842), 1993, 387-91.
2) 藤村敏子ほか. 民間療法によって末期腎不全に至ったアリストロキア酸腎症の1例. 日本腎臓学会誌. 47 (4), 2005, 474-80.
3) 西川和裕ほか. 漢方薬による薬物性腎障害：誤った漢方薬使用で末期腎不全や癌が起こる. 医学のあゆみ. 215 (6), 2005, 529-32.
4) 青柳一正. 漢方薬に潜む腎障害. 腎と透析. 82 (6), 2017, 862-6.
5) 小川真. 漢方薬. 月刊薬事. 55 (13), 2013, 2383-5.
6) 金成俊. "漢方薬の副作用". 基礎からの漢方薬：医療用漢方製剤・構成生薬解説. 第3版. 東京, 薬事日報社. 2012, 102-18.

社会福祉法人恩賜財団済生会支部静岡県済生会静岡済生会総合病院腎臓内科医長　宇山聡子　うやま・さとこ

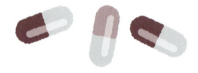

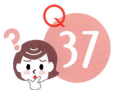

Q37 漢方薬ってカリウム値が上がらないの？

ズバリお答えします！

薬によって異なりますが、1日量あたり0.03〜136.5mgのカリウムが含まれています。ふだんカリウム値が高い患者の場合は、カリウム含有量の高い漢方薬を内服する際は注意が必要です。

生薬を組み合わせてつくられた漢方薬

　漢方薬は生薬を組み合わせてつくられています。生薬とは天然から得られる植物の根・皮・実、動物、鉱物などを指します。たとえば生薬の一つである陳皮（チンピ）はウンシュウミカンの皮を乾燥させたもの（図1）、橙皮（トウヒ）はダイダイの成熟した果実の皮を乾燥させたもの、枳実（キジツ）はダイダイの未熟果実を乾燥させたものです（図2、3）。

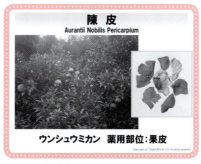

図1 ● 陳皮（写真提供：株式会社ツムラ）

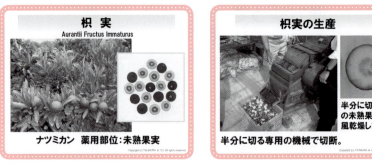

図2 ● 枳実（写真提供：株式会社ツムラ）　図3 ● 枳実の生産（写真提供：株式会社ツムラ）

表1 ● よく使用される漢方薬と1日量あたりのカリウム含有量
（株式会社ツムラインタビューフォームより）

	処方名		カリウム含有量 （1日量あたり）mg
1	葛根湯	カッコントウ	55.5
17	五苓散	ゴレイサン	32.3
24	加味逍遙散	カミショウヨウサン	77.1
29	麦門冬湯	バクモンドウトウ	9.2
41	補中益気湯	ホチュウエッキトウ	81.5
43	六君子湯	リックンシトウ	48.0
54	抑肝散	ヨクカンサン	68.4
62	防風通聖散	ボウフウツウショウサン	89.3
68	芍薬甘草湯	シャクヤクカンゾウトウ	24.5
100	大建中湯	ダイケンチュウトウ	36.4
107	牛車腎気丸	ゴシャジンキガン	88.5

漢方薬に含まれるカリウム含有量

　このため、薬により異なりますが1日量あたり0.03〜136.5mgのカリウムが含まれています（株式会社ツムラインタビューフォームより）[1]。漢方薬の副作用として高カリウム血症の報告は非常にまれですが、透析患者のカリ

表2 ● 1日量あたりのカリウム含有量が100mgを超える漢方薬
(株式会社ツムラインタビューフォームより)

	処方名		カリウム含有量（1日量あたり）mg
50	荊芥連翹湯	ケイガイレンギョウトウ	107.3
58	清上防風湯	セイジョウボウフウトウ	122.3
76	竜胆瀉肝湯	リュウタンシャカントウ	102.8
77	芎帰膠艾湯	キュウキキョウガイトウ	115.2
80	柴胡清肝湯	サイコセイカントウ	101.3
86	当帰飲子	トウキインシ	105.8
92	滋陰至宝湯	ジインシホウトウ	102.6
97	大防風湯	ダイボウフウトウ	136.5
108	人参養栄湯	ニンジンヨウエイトウ	101.7
124	川芎茶調散	センキュウチャチョウサン	104.3

ウム摂取量は1日2,000mg以下が推奨されていますので、ふだんからカリウム値が高めの患者が1日3回、とくにカリウム含有量の高い漢方薬を内服する場合には、食事との兼ね合いを考えたほうがよいかもしれません（表1、2）。

　なお、生薬として甘草(カンゾウ)を含む漢方薬は、甘草の成分であるグリチルリチンによる低カリウム血症など、偽アルドステロン症を発現することが指摘されていますが、透析患者ではすでに腎機能が廃絶していることが多く、あまり問題になりません。

引用・参考文献

1) 株式会社ツムラ．医療用漢方製剤．（https://www.tsumura.co.jp/products/g_medical/b_01.html, 2019年4月閲覧）．

社会医療法人河北医療財団河北透析クリニック院長　青木尚子　あおき・なおこ

第4章 漢方薬のギモン

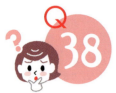

Q38 透析中の筋けいれんに漢方薬が処方されるのはなぜ？

ズバリお答えします！

　漢方薬の芍薬甘草湯（シャクヤクカンゾウトウ）は、有痛性筋けいれんに対して鎮痛作用、筋弛緩作用があり、効果発現は5〜10分程度と速効性があります。眠気、ふらつきなどを伴うこともないため、利便性が高く、頻用されています。

有痛性筋けいれんに対する鎮痛作用と筋弛緩作用

　透析の除水による循環血漿量の減少、浸透圧物質の除去による血漿浸透圧低下、イオン化カルシウム濃度の低下などにより発生する筋けいれんは痛みを伴い、透析中の患者から多く聞かれる症状です。

　漢方薬である芍薬甘草湯（シャクヤクカンゾウトウ）は、そのようなときの有痛性筋けいれんに対して鎮痛作用、筋弛緩作用があり、その効果発現は5〜10分程度と速効性があります。抗けいれん薬に付随するような眠気、ふらつきなどを伴うことはなく、西洋医学における診断名に相当する「証」（漢方医学における疾病・症候を経験的に診断した病態）を考慮せずに投与が可能であることも利便性が高く、頻用されています。

筋弛緩作用と芍薬甘草湯（シャクヤクカンゾウトウ）の効果

　芍薬甘草湯（シャクヤクカンゾウトウ）は、芍薬（シャクヤク）（図1）と甘草（カンゾウ）（図2）という2つの生薬（天然から得られる植物の根・皮・実、動物、鉱物などを指す）を等量混合し、抽出したエキスを顆粒状の剤形にしたものです。芍薬（シャクヤク）の成分ペオニフロリンによる

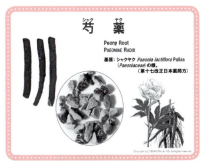

図1 ● 芍薬（写真提供：株式会社ツムラ）

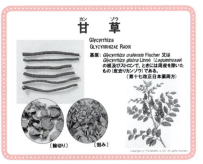

図2 ● 甘草（写真提供：株式会社ツムラ）

　カルシウムイオンの細胞内流入抑制作用と、甘草に含まれるグリチルリチンのカリウムイオン流出促進効果が合わさり、アセチルコリン受容体が抑制されて神経筋シナプス遮断作用を生じ、筋弛緩作用が起こると考えられています[1,2]。また、ペオニフロリンはノルアドレナリン神経系を活性化することで痛覚伝達を抑制し、中枢性の鎮痛作用を示します[3]。なお、筋けいれんなど筋肉の強縮に対する効果はありますが、筋肉の生理的な収縮は抑制しない[2]ため、ふらつきなどの症状は呈しません。

　芍薬甘草湯には低カリウム血症の副作用がよく知られています。甘草の主成分であるグリチルリチンの代謝産物が、腎尿細管においてカリウムイオンの排泄を増加させるためです。透析患者ではすでに腎機能が廃絶していることが多く、低カリウム血症の副作用はほとんど問題になりません。

　透析患者への使用報告として、血液透析中の筋けいれん発症時の頓用内服や透析開始時の予防内服、1日3回の定期内服で筋けいれんの時間短縮、頻度や疼痛の減少、効果の速効性が多数報告されています[4〜7]。

引用・参考文献

1) Dezaki, K. et al. Complementary effects of paeoniflorin and glycyrrhizin on intracellular Ca^{2+} mobilization in the nerve-stimulated skeletal muscle of mice. Jpn. J. Pharmacol. 69 (3), 1995, 281-4.
2) Kaifuchi, N. et al. Effects of shakuyakukanzoto and its absorbed components on twitch contractions induced by physiological Ca^{2+} release in rat skeletal muscle. J. Nat. Med. 69 (3), 2015, 287-95.

3) Lee, KK. et al. Antinociceptive effect of paeoniflorin via spinal a_2-adrenoceptor activation in diabetic mice. Eur. J. Pain. 15 (10), 2011, 1035-9.
4) 熊倉美由貴ほか. 血液透析患者の筋痙攣に対する芍薬甘草湯の即効性. 透析ケア. 6 (2), 2000, 179-83.
5) Ito, Y. et al. Effect of Shakuyaku-kanzo-to on muscle cramps in hemodialysis patients. J. Jpn. Soc. Dial. Ther. 36 (1), 2003, 33-9.
6) Hyodo, T. et al. Immediate effect of Shakuyaku-kanzo-to on muscle cramp in hemodialysis patients. Nephron Clin. Pract. 104 (1), 2006, c28-32.
7) Hinoshita, F. et al. Effect of orally administered shao-yao-gan-cao-tang (Shakuyaku-kanzo-to) on muscle cramps in maintenance hemodialysis patients : a preliminary study. Am. J. Chin. Med. 31 (3), 2003, 445-53.

社会医療法人河北医療財団河北透析クリニック院長 **青木尚子** あおき・なおこ

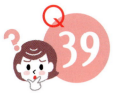

Q39 液体の漢方薬も厳密には水分量としてカウントするの？

 液体の漢方薬も水分量としてカウントします。また、漢方薬の服用時には飲水量が増える傾向にあります。とくに高齢者は口腔内乾燥によって、エキス製剤が粘膜に張りつくことがあるため、注意して服薬指導をしましょう。

透析患者の水分制限と食塩制限

 透析患者は透析導入後、尿量は徐々に減少し、導入5年以内にほとんどの症例で無尿（1日尿量100mL以下）になります。夏季を除いて汗や便からの排泄分は少なく、飲んだ水分は体にたまるため、体重増加がみられます。この体重増加、すなわち水分貯留が過度となると、高血圧や心負荷が生じ、心血管系の病気を誘発することが知られています。

 また、体重増加の多い患者では透析中の除水により過度の血圧低下が問題となり、ドライウエイトまでの除水を行えない場合があります[1]。透析間の体重増加を抑え、1回の透析での除水量をなるべく少なくすることが大切です。そのため、厳しい水分制限があります。食塩の摂取が多いと水分の摂取過多につながるため、食塩制限も重要です。水分については口渇があると自己管理がむずかしく、水を飲みたいだけ飲んでいると透析前の体重増加につながり、結局、患者自身がたいへんな思いをすることになります。

液体の漢方薬は水分量としてカウントする

 漢方薬はもともとせんじ薬で液体です。現在、流通している漢方薬は、せ

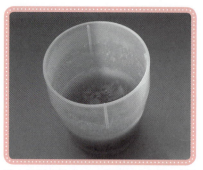

図1 ● 漢方薬（エキス製剤）を少量の白湯に溶かしたところ

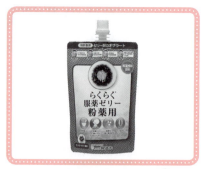

図2 ● 服薬補助ゼリー「らくらく®服薬ゼリー粉薬用 コーヒーゼリー風味」
（文献3より）（写真提供：株式会社龍角散）

んじ薬をスプレードライなどの製法によってエキス製剤としたものです。エキス製剤は量が多いためそのままでは飲みにくい場合が多く、一般的には白湯100〜150mLに溶かして服用します。

　透析患者で水分制限がある場合には、液体の漢方薬も水分量としてカウントします。漢方薬の服用時には飲水量が増える傾向にあり、問題となる場合があります。また、高齢者の場合では口腔内の乾燥が強く、エキス製剤が粘膜に張りつくことがあり、結果として飲水量が増えてしまいます。

服薬による飲水量を減らす方法

　飲水量を減らす方法としては、エキス製剤を少量のぬるま湯に懸濁するとよいでしょう（図1）。たとえば、大建中湯や小建中湯は少量の湯にもよく懸濁することができ、また、溶かすと甘いので飲みやすくなります。逆に溶かすと飲みにくくなるような処方（苦い処方や味の悪い処方）は錠剤やカプセル剤に変更する、エキス製剤を服薬補助ゼリー（図2）などに混ぜて服用するなどの方法（図3）を試してみるとよいと思われます[2, 3]。

　透析患者では高リン血症治療薬（リン吸着薬）のアドヒアランスが問題となりますが、リン吸着薬は食事中のリンを吸着させるため「毎食直前」か「毎食直後」に服用します。患者の定時に服用する薬の服薬タイミングが「毎食

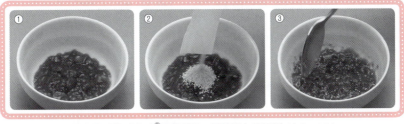

図3 ●「らくらく®服薬ゼリー粉薬用」使用例（文献3より）
①容器にゼリーを入れる。②ゼリーの上に薬をのせる。③スプーンで薬とゼリーを混ぜる。混ざったらスプーンですくって、かまずにゴクンと飲み込む。
（写真提供：株式会社龍角散）

前」「毎食直前」「毎食直後」「毎食後」「毎食後2時間」と細かく分かれていると、1日に飲める水分を配分して薬を飲むのがむずかしくなります。服薬指導を行う場合には、患者からどのように飲水を配分すればよいのか、看護師はよく質問されることがあると思います。漢方薬は、一般的には食間（食後2時間）、または食前30分といった空腹時に服用することが望ましいのですが、水分制限を考えると、これらのタイミングでの服用はむずかしいことがあります。その場合には無理をせず、食後にほかの薬と一緒に服用するとよいでしょう。

　処方医や薬剤師と相談し、服薬タイミングを調整して患者や家族が水分の配分を効率よく管理できるようにしましょう。

引用・参考文献

1) 富野康日己．"血液透析患者でみられる症状・合併症とその治療：体重増加"血液透析患者の合併症と薬剤投与：なぜかがわかればやってはいけないことがわかる．東京，南江堂，2006，16-7．
2) 川添和義編．腎×漢方薬 POCKETBOOK．日本腎臓病薬物療法学会監修．東京，じほう，2018，17．
3) 龍角散．らくらく®服薬ゼリー粉薬用．(https://www.ryukakusan.co.jp/promotion, 2019年4月閲覧)．

医療法人光晴会病院薬剤科科長　**成末まさみ** なりすえ・まさみ

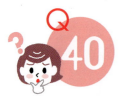

Q40 漢方薬の温める、冷やすってどういう意味？

ズバリお答えします！

「寒熱」は体温で判断するのではなく、本人の自覚症状で判断します。自覚的に冷える感じや、他覚的に触って冷たく感じる場合を「寒」、自覚的にも他覚的にも熱感があるものを「熱」とします。

くずれた体のバランスをととのえ自然治癒力を引き出す

　漢方薬はくずれた体のバランスを回復させるための治療です。私たちは本来、病気を治すための自然治癒力をもっており、漢方薬はくずれたバランスをととのえ、自然治癒力を引き出します。漢方医学では「気」「血」「水」で体のバランスを捉えます。「気」はエネルギー、臓器や人体の生理活動を正常に動かすエネルギーです。「血」は体を流れる赤い液体であり、おもなはたらきは栄養分を臓器や筋肉に運ぶことです。「水」は人体に存在する血以外の液体を刺し、汗や尿もこれに含まれます。はたらきとして臓器を滋潤・冷却します[1]。

　漢方医学では病態および生体の状態を陰陽で判別するとともに、虚実に区別します。併せて「温める・冷やす」を表す寒熱という概念も存在します。寒熱は体温で判断するのではなく本人の自覚症状で判断します。

漢方医学における「寒」と「熱」

　「寒熱」の「寒」とは、自覚的に冷える感じや、他覚的に触って冷たく感じる場合をいいます。体温計で体温の上昇があっても、自覚的にも他覚的にも

熱感がなければ、これを「寒」と判断します。「熱」は、寒と同様に体温計での体温上昇とは直接関係ありません。自覚的にも他覚的にも熱感があるものを「熱」とします。

　漢方薬は温める薬と冷やす薬があります。漢方薬は生薬の複合剤で、生薬の性質によって漢方薬の性質も決まってきます。体を温める生薬のおもなものは附子、生姜、乾姜、山椒、当帰、五味子、白朮、呉茱萸などがあります。これらの温める生薬がたっぷり配合された漢方薬は温める方向にはたらきます。その逆の漢方薬もあります。体を冷やすとされている生薬には石膏、柴胡、黄連、黄柏、梔子、大黄などがあります。漢方はこれらの生薬の組み合わせによって温める処方となったり、冷やす処方となります。同じ病因でも病気の時期によって、あるいは患者の体質によって温めたり冷やしたりします。判断を誤って、温めるべき時期、温める人に対して冷やすような薬を与えたりすると、かえって悪影響をおよぼすことがあります[2]。

冷やす作用をもつ漢方薬と温める作用をもつ漢方薬

　たとえば、もっとも汎用されている温める漢方の一つに大建中湯があります。人参、山椒、乾姜、膠飴の4つの生薬から構成されている漢方方剤です。生薬の薬性的には人参（甘温）、山椒（辛熱）、乾姜（辛苦大熱）、膠飴（甘温）ですべて温めるものからなり、大建中湯は典型的な温める漢方薬ということができます。古典的には腹中に冷感を覚え、嘔吐、腹部膨満感があり、腸蠕動亢進と腹痛の甚だしい者に用いることになっています。効能は「腹が冷えて痛み、腹部膨満のあるもの」[3]となっており、現在では腹部外科手術後のイレウス予防や改善に用いられています。なかを温める乾姜および膠飴の効果は一部には血流量増加作用で説明ができるようです[4]。

　一方、冷やす漢方として代表的なものに、冷やす作用をもつ最強コンビの生薬の石膏や知母を含む白虎加人参湯があります。証としては実証、熱証の患者に用います。効能は「のどの渇きとほてりのあるもの」[5]となっていま

す。

　また、大黄（ダイオウ）を含む大黄甘草湯（ダイオウカンゾウトウ）も冷やす漢方の一つです。証は中間、中等〜熱証に用います。著しく胃腸が虚弱だったり、体力の衰えている患者では証が合わないため、食欲不振や腹痛・下痢などの副作用が出てしまうことがあり、注意が必要です。効能は「便秘症」[6]ですが、瀉下作用、清熱作用（熱くなったものを冷やす作用で、抗炎症作用もその一つ）など、多彩な作用があることが知られています。

引用・参考文献

1) 川添和義編．腎×漢方薬POCKETBOOK．日本腎臓病薬物療法学会監修．東京，じほう，2018，17．
2) 斎藤隆．漢方医学講座：冷え性．漢方スクエア．64-9．
3) ツムラ大建中湯エキス顆粒（医療用）添付文書．(http://www.info.pmda.go.jp/go/pack/5200092D1020_1_19/，2019年4月閲覧)．
4) 石毛敦．漢方薬の基礎知識：薬剤師の立場から：冷やす薬と温める薬：寒熱の概念とは．薬事新報．2509，2008，9-13．
5) ツムラ白虎加人参湯エキス顆粒（医療用）添付文書．(http://www.info.pmda.go.jp/go/pack/5200125D1035_1_13，2019年4月閲覧)．
6) ツムラ大黄甘草湯エキス顆粒（医療用）添付文書．(http://www.info.pmda.go.jp/go/pack/5200090D1030_1_11，2019年4月閲覧)．

医療法人光晴会病院薬剤科科長　成末まさみ　なりすえ・まさみ

Column 6

タバコやお酒は透析の薬に影響するの？

　タバコは一部の薬の代謝を速める作用があります。不整脈、高血圧の治療薬であるプロプラノロール塩酸塩を、喫煙者と非喫煙者に同量内服させ血液中の同薬の量を測定したところ、喫煙者は非喫煙者の半分しかありませんでした[1]。タバコの煙の成分が、肝臓の薬物代謝酵素シトクロム P450 のうち CYP1A1、CYP1A2 という 2 種類の酵素量を増やします[2]。この酵素で代謝を受ける薬がすべて影響を受け、多くの薬の血中濃度が低下します。また、喫煙者が突然禁煙すると、代謝活性が低下し薬の血中濃度が急激に上昇するおそれもあるため、十分な注意が必要です。

　お酒は適量であれば脳卒中、心血管障害のリスクを下げることが疫学調査でわかっています。しかし、薬をお酒で内服すると肝臓のシトクロム P450 をお酒と薬が奪い合い、薬が効きすぎる傾向になります。たとえば降圧薬をお酒と一緒に飲むと、お酒が代謝されたアセトアルデヒドによる末梢血管拡大の降圧効果のみならず、薬の肝代謝低下で降圧効果が強くなり、嘔気、嘔吐などの気分不快、意識障害を起こすおそれがあります。アルコールは、小腸での吸収後に門脈経由で肝臓に入って分解されます。肝臓にはアルコール分解系が 2 つ存在します。1 つ目はアルコールデヒドロゲナーゼによりアルコール（エタノール）がアセトアルデヒドに代謝される系、2 つ目はシトクロム P450 によるもので小胞体エタノール酸化系（MEOS）と呼ばれ、エタノールを毒として認識して生じる酵素系です。頻繁な飲酒でシトクロム P450 が定常的に発現し、薬が効きにくくなります。

引用・参考文献
1) Vestal, RE. et al. Effects of age and cigarette smoking on propranolol disposition. Clin. Pharmacol. Ther. 26（1）, 1979, 8-15.
2) 中西貴之．"人間の身体は薬を排除したがっているのか？"．からだビックリ！ 薬はこうしてやっと効く：苦労多きからだの中の薬物動態．東京，技術評論社，2008，124-7.

医療法人五星会菊名記念クリニック院長　内村英輝　うちむら・ひでき

Column 7

薬の色は何で決まるの？

　薬の色は薬の成分そのものの色の場合と、薬は成分が白いものが多く、ほかの薬と区別するために色がつけられている場合があります。

　薬に色をつけることで、薬の飲み間違いを防ぐことにもつながります。たとえば、抗てんかん薬のフェノバルビタールは、原末は白色ですが、10％散では乳糖水和物と赤色３号アルミニウムレーキが添加され、淡紅色の散薬にしています。また、患者は色とかたちで薬を見分け、覚えやすくもなります。以前は錠剤やカプセル剤には、アルファベットや数字、マークといった識別コードが刻印、印字されているのが一般的でした。そのため一包化調剤されている場合などは、識別コードでは患者には何の薬かわからないことが多くありました。最近は、錠剤やカプセル剤に直接、商品名を印字し、患者や家族などにもわかるようにしている製品も多くなっています。また、色は味の印象と関係があるといわれ、薬に色をつけることで、服用の意欲を高めることも期待できます。

　諸外国では、犯罪行為目的で薬を飲食物に混入する事例があったことから、このような犯罪行為に使用されるおそれの高い薬については、法による規制のほか、製剤の着色を行うことによって、悪用防止のための措置がとられています。日本においても、悪用が懸念される薬の悪用防止対策として色がつけられているものもあります。悪用防止対策として第２種向精神薬の睡眠薬であるフルニトラゼパム製剤は、白色から淡青色に変更されました。患者には、口のなかで溶かすと舌が青くなるので、口に含んだらすぐに水で飲み込むこと、また、濡れた手で触ったり、長くもっていると手が青くなることがあると、説明します。

医療法人医誠会医誠会病院薬剤部部長　**長橋かよ子** ながはし・かよこ

第5章

服薬指導のギモン

Q41 薬を飲まずに捨ててしまう患者にはどのように対応したらいいの？

ズバリお答えします！

このようなケースには複数の原因がありますが、とくに認知機能低下と薬の用法が生活のリズムと一致していないことが考えられます。まずは患者の生活リズムを確認します。そして、認知症が疑われる患者に対しては、透析室のみで解決を図るのでなく、多職種に相談しましょう。患者個々の対策を検討します。

認知機能低下が原因の場合

　認知機能が低下している患者に対しては、透析室内での対応だけで解決するのではなく、地域の多職種に相談しながら分担・連携することによって、一人の患者のケアと治療をすすめていく「多職種連携」が有効です。連携によって介護度が適正でないことが判明することもあります。また、介護職からの情報によって、食事が3食摂取できていないために服薬できていなかったとわかることもあります。

　まずは、厚生労働省のホームページから多職種連携の基本となる「地域包括ケアシステム」[1)]がどのような概念かを確認してください。「突然、連携といわれても、何からすればよいのかわからない」と思ったときは、調剤薬局に相談し、質問してください。調剤薬局でできる代表的な取り組みを以下に述べます。

1）一包化

　一包化は用法別に薬をパックして渡すサービスです。このサービスは一定の条件がととのえば、保険請求できる薬局の業務です。ヒート（錠剤やカプ

セルなどを押し出すタイプの包装）から自身で必要なタイミングで薬を取り出して服用するのが困難な方、服用を間違えてしまう方に適しています。ただし、一包化すればすべて解決するわけではありません。透析患者の処方は食前や食後など用法が複雑になっており、一包化してもパックの種類が多くなり、どのパックを服用すればよいのかがわからずに混乱している患者がいます。薬局と連携をとることで、食後の薬を食前に回しても問題ないかどうかを判断して、処方を変更することで、解決が図れる事例もあります。個々の処方で考える必要がありますので、薬剤師に相談してください。

2）かかりつけ薬剤師

　かかりつけ薬剤師は比較的新しく、かかりつけ医と同様に患者個々に専任の薬剤師が担当する制度です。かかりつけ薬剤師は経験年数や常勤で薬局に所属しているなど、いくつかの条件をクリアしている者だけ認められています。服用で困っている患者がいれば、薬局ではかかりつけ薬剤師をつけることをすすめ、担当した薬剤師と連携をとりながら問題を解決します。かかりつけ薬剤師は、個々の患者の情報を把握しやすく、きめこまやかな提案や連携が期待できます。

3）在宅患者訪問薬剤管理指導・居宅療養管理指導

　在宅患者訪問薬剤管理指導は、薬剤師が患者の自宅まで出向いて管理指導する業務です。自宅での薬の管理方法や残薬がたまっていないかを確認します。必要であると認められたときは「お薬カレンダー」に薬をセットして、服薬をサポートすることもできます。

用法が生活リズムと一致していない場合

　まずは、患者の起床時間、就寝時間、食事の時間、食事の回数などを確認します。生活リズムを確認することで問題が判明することもあります。例として、朝食と昼食を1回にまとめてとっている場合、朝の薬は服用しているが、昼の薬は飲めていなかったというケースがありました。食事を1日3回しっかりととる生活リズムに変えてもらうことで、服薬できるようになりま

す。逆に、生活リズムに合わせた処方内容に変更することで、解決できることもあります。処方内容の変更を検討するときも薬剤師に相談すると、何かしらの提案が可能です。服薬指導で困ったときは薬剤師に相談してください。

引用・参考文献

1) 厚生労働省．地域包括ケアシステムの実現へ向けて．（https://www.mhlw.go.jp/stf/seisakunitsuite/bunya/hukushi_kaigo/kaigo_koureisha/chiiki-houkatsu/，2019年4月閲覧）．

薬樹株式会社薬樹薬局オガワ管理薬剤師／ストアマネジャー　**飯田郁雄** はんだ・いくお

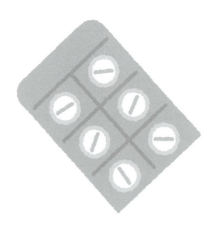

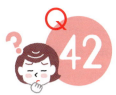

Q42 服薬を面倒がる患者にはどのように対応したらいいの？

ズバリお答えします！

透析患者はつねに服薬アドヒアランス低下に陥りやすい状態にあるといえます。病気や薬についての理解が不十分であったり、多剤併用や服薬タイミングの多さも影響しています。患者個々の理由に寄り添い、患者に合った服薬方法を提案します。また、服薬状況を確認する担当者を決めることも効果的です。

服薬アドヒアランスが低下する理由

　日常生活において服薬という行為を習慣化させることはなかなかむずかしいことです。そのうえ透析患者ともなると、服薬の長期化、多剤併用や服薬タイミングが多いこと、高リン血症治療薬（リン吸着薬）や活性型ビタミンD_3製剤など、服薬しないことがすぐに体調や症状の悪化という自覚症状につながりにくい薬が多いこと、処方薬に対するコスト意識が低いこと、といった問題があります。さらに、年齢を重ねることによる服薬管理能力の低下の可能性もあります。

1）病気や薬についての理解が不十分

　服薬アドヒアランスの低下は、①治療効果が十分に得られないこと、②大量の残薬発生や不適切な服薬でさらなる治療を要する状態になるなど、医療コストの増大という大きな問題を抱えています。では、なぜ服薬を面倒がる患者がいるのでしょうか。

　まず、病気や薬についての理解が不十分である可能性が考えられます。大切なのは「この薬にはこのような効果があるから、今の自分には必要だ」と

納得してもらうことです。そして、薬効についてはもちろんのこと、自己判断で服薬をしないこと、中止することのリスクや起こり得る副作用も含めて、服薬の意義の説明を行い、理解して納得してもらうことが大切です。

2）多剤併用や服薬タイミングの多さ

　服薬の意義を理解されていても正しく服薬できない場合もあります。その原因の多くは、透析患者特有の多剤併用や服薬タイミングの多さにあると考えられます。このような原因の場合は、服薬の行為そのものをより少なく簡単にし、服薬に対する物理的・心理的な負担を軽減することで改善する可能性があります。たとえば、食直後と食後を食直後に合わせるなど、服薬タイミングを減らす方向でそろえる、服薬タイミングに合わせて一包化する、複数の医療機関で処方された薬剤も合わせて一包化する、飲みにくい剤形（錠剤、カプセル、粉薬、経口液など）を変更するなど、可能な範囲で調整します。

　このような支援を行っても服薬アドヒアランスの向上につながらない場合は、そもそもの生活習慣や生活リズム、生活環境、その患者の考え方、嗜好などがかかわっている可能性があります。生活リズムの改善や介助者の協力を求めることも大切ですが、たとえば朝の時間が忙しくて服薬できない場合は朝薬をなくして昼薬にまとめたり、夕食後と就寝前の時差が短い場合は夕食後にまとめるなど、可能な範囲で生活習慣や生活リズムに合わせた服薬タイミングへの変更を検討します。

服薬状況を確認する担当者の配置

　どうしても面倒がって飲めない場合は、医師に相談し、薬を飲まないことで起こり得るリスクに関する十分な説明を行ったうえで、本人の意思を尊重し、中止することも検討します。たとえば筆者施設では、新しい薬が処方されたときや薬の増量・減量・中止があったときは、次回透析時に指示どおり服薬できているか、副作用の出現はないかを確認できるように申し送りを行っており、その確認は臨床工学技士を含む穿刺者が行っています。また、2

週間に一度の定期薬処方に合わせて、服薬状況の確認を行う担当看護師を一人決めて、患者一人ひとりと向き合い、足りない薬はないか、余っている薬はないかなどを確認することにしています。シフトの関係で担当看護師の確認がむずかしい場合は、臨床工学技士を含む穿刺者に確認を依頼するなど、チームに協力を仰ぎ、最終的に担当看護師がまとめるようにしています。

　いずれにしても、私たちは日常から患者との信頼関係を築く努力が必要であり、そのうえで患者の生活環境や考え方、嗜好などを踏まえつつ、日々の服薬状況を把握し、チームとして共有する必要があります。何らかの事情で服薬していないときには、正直にいい合えるような関係をつくりだしていくことが大切であり、それが服薬アドヒアランスの向上につながります。

医療法人社団邦腎会大井町駅前クリニック透析センター看護師長　**近藤美幸**　こんどう・みゆき

第5章　服薬指導のギモン

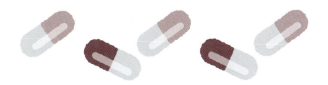

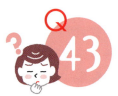

Q43 調子がよいと服薬をやめてしまう患者にはどのように対応したらいいの？

患者ごとにさまざまな要因がありますが、透析患者では治療が長期にわたるため、「アドヒアランスの低下」と「ミニドクター化している」ことが考えられます。正しく病気を認識してもらうことと、治療方針を説明する場を再度セッティングすることで改善する可能性があります。

アドヒアランスの低下

　従来は、コンプライアンスを高めることを目標としていた時代がありましたが、今ではアドヒアランスを高めることに変わっています。

　コンプライアンス（法令や規則をよく守ること、法令順守）とは、「いかに患者に薬を正しく服用してもらうか」との意味で使用し、薬剤師が職能をしっかりと発揮するために、「服用方法を正確に患者に指導することにより、どれだけ正しく服用してもらえるか」を目標としていました。しかし、いくら服用方法を指導しても、なかなか正しく服用してもらえない事例につきあたりました。そこで新たに登場したのが、アドヒアランスという考え方です。

　アドヒアランスとは「患者が積極的に治療方針の決定に参加し、その決定に従って治療を受けてもらえるか」という意味で使用し、現在では「いかに患者に自身の病気を理解して薬物治療の必要性を認識したうえで、積極的に薬物治療に参加してもらえるか。そして、結果的にコンプライアンスを高めることができるか」という目標へ切り替えることで、薬剤師の職能を発揮しようと考えています。つまり、患者に自身のこと、病気のことを正しく認識

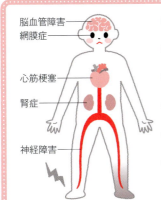

図 ● 糖尿病透析患者に理解してもらいたい糖尿病合併症

してもらったうえで、服薬の重要性を説明しています。

　正しく病気を認識してもらうためには、患者が勘違いをしていることが多い、「骨折、風邪症状などの急性期の病気は完治するが、自覚症状のない慢性疾患の治療には時間がかかる」ことを説明する必要があります。透析開始になった患者のうち、原因疾患でいちばん多いのが糖尿病です。糖尿病の合併症で腎不全になり、透析開始になった場合は、糖尿病合併症の怖さをしっかりと理解してもらう必要があります（図）。

ミニドクター化した患者

　近年はインターネットの普及や、加熱する健康ブームに合わせたテレビ番組での情報発信により、医療関係者もびっくりするほどの情報を知っている患者に出会うことは珍しくありません。ただし、その情報のすべてを正しく活用できておらず、自己流に走ってしまう患者もいます。検査結果などから独自に薬を減量する患者もいますし、医師の治療方針がよくないと考え、独自の服用方法を展開する患者もいます。このようなケースでは治療方針への同意が欠けている可能性がありますので、医師が再度治療方針を説明する場

をセッティングするとよいでしょう。医師からの治療方針を再度理解することで、アドヒアランスの改善が期待できます。

薬樹株式会社薬樹薬局オガワ管理薬剤師／ストアマネジャー　飯田郁雄 はんだ・いくお

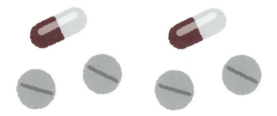

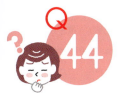

Q44 何でも薬に頼って、薬をほしがる患者にはどのように対応したらいいの？

> ズバリお答えします！
>
> 治療上、必要な薬とそうでない薬については、患者にしっかりと理解してもらう必要があります。まずは主治医や担当薬剤師などに患者の訴えや思いを伝えて、患者に納得してもらえるように十分な説明をすることが大切です。

薬の必要性や安全性を説明する

　たとえば、風邪をひいたときに、ほとんどの風邪症状はウイルス感染によるものなので、抗菌薬は効果がありませんが、患者が抗菌薬を希望することがあります。そのほかにも、咳が出るので咳止めを、鼻水が出るので抗アレルギー薬を、熱に対しては解熱薬を、風邪薬として複数の薬を服用することで胃が悪くなる可能性があるので胃薬をなど、症状ごとに患者が薬を希望することも少なくありません。また、近年は情報社会であることから、インターネットなどで自分が調べた情報のみで、患者自身が判断して「この薬を出してほしい」と希望することもあります。風邪の治療薬に抗菌薬は不要であり、抗菌薬の服用は副作用のリスクだけが増えることになります。薬の必要性や安全性などを患者に正しく理解してもらうことは、医療従事者の大事な責務です。

薬の中止・変更の必要性を説明する

　しかし、医師や薬剤師が薬は不要であることを説明しても、患者に納得してもらえない場合もあり、薬を処方してもらうこと、または薬を服用するこ

とで安心する患者もいます。また、希望する薬を処方しないと患者の満足度が下がって、薬を出してくれないために来院しなくなるケースもあります。長期にわたって服用していた薬を中止する場合には、患者の思いにも十分に配慮し、薬を中止したことによる不安からの症状の悪化や発現には十分な注意が必要です。

ポリファーマシーと処方カスケード

さらに、薬を減らしたり中止することによって、本当に飲まなければいけない薬だったのか、症状が改善してもう服用する必要がなくなっているのか、薬をやめることで逆に症状が楽になる場合もあるなど、患者に説明する必要があります。また、複数の薬を服用することのデメリットとして、薬同士の相互作用の問題や副作用の発現頻度が高まるリスクについても、説明が必要です。

薬の多剤服用のなかでも害をなすものをとくに「ポリファーマシー」と呼びます。ポリファーマシーは、単に服用する薬剤数が多いことではありません。何剤からポリファーマシーとするかの厳密な定義はなく、患者個々の病状や環境などによっても変化します。薬物有害事象[注]は薬の数と比例して増加し、6種類以上で薬物有害事象が増えるといわれています。また、薬物有害事象に対する治療として、さらに新たな薬が必要となるという「処方カスケード」と呼ばれる悪循環に陥る可能性もあります。高齢者では、多くの薬を使うと副作用が起こりやすいだけでなく、重症化しやすくなります。高齢者に起こりやすい副作用は、ふらつき・転倒、もの忘れなどで、そのほかにうつ、せん妄、食欲低下、便秘、排尿障害などがあります。

生活習慣の改善が処方薬の見直しにつながる

食塩制限や適度な運動などの生活習慣の改善を行うことで、薬を減らしたり、中止することにもつながります。医師や薬剤師からの薬に関する説明だけでなく、看護師が管理栄養士、理学療法士などとも協力して、患者の思い

を共有し、患者個々に応じた指導や説明を行うことが必要です。また、薬薬連携など地域の医療機関で患者にかかわる医療従事者全体が連携して、患者教育を行い、処方の見直しなどをすすめていくことも大切です。

注）薬剤との因果関係が疑われる、または関連が否定できないものとして「副作用」という用語が使用されます。「薬物有害事象」は薬剤の使用後に発現する有害な症状であり、薬剤との因果関係の有無を問わない概念として使用されています。

医療法人医誠会医誠会病院薬剤部部長　長橋かよ子 ながはし・かよこ

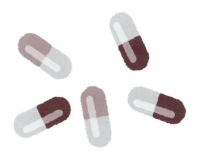

Q45 自分で勝手に服薬をコントロールする患者にはどのように対応したらいいの？

ズバリお答えします！

薬の効果を出すために、医師の指示どおり、正しく決められた量を服用するように指導します。透析患者では、処方されている薬を自身の判断で中止、増減するケースがあります。薬効、用法・用量の説明だけでなく、食事内容や生活リズム、患者の思いなどを十分に聴取したうえで、服薬指導を行いましょう。

自己判断による薬の中止・増減に注意

　長期にわたって服用している薬を、勝手に量を減らしたり、中止すると、症状が再発したり、離脱症状が起こることがあります。たとえば、抗うつ薬は効果が出るまでに数日から数週間かかり、効果が現れてよくなったとしても、しばらくは服用を続ける必要があります。医師の指示なしに、自身の判断で抗うつ薬の服用を突然やめたり、薬の量を減らすと、めまいや睡眠障害（悪夢を含む）、不安、嘔気、発汗、頭痛などの症状が現れることがあるので、自己判断で薬を中断しないように説明する必要があります。

　また、抗パーキンソン病薬は、すぐに効果が現れる薬ではないため、長期にわたって服用しなければならないこと、効果が実感できないからといって勝手に服用を中止すると、症状が急に悪化したり、高熱、意識障害、高度の筋硬直などの悪性症候群が現れることがあることを説明します。

　脂質異常症のような一般的に無症状である疾患に対する治療薬については、患者が薬の必要性を理解していなかったり、薬の効果を実感できないために自己判断により中止していないか、服用状況を確認することも必要です。

また、抗菌薬では、耐性菌の発現などを防ぐために、処方された日数分を最後まで指示されたとおりに服用する必要があります。ヘリコバクター・ピロリ除菌療法の除菌率に影響をおよぼす重要な因子として、確実な服用があり、患者には確実にピロリ菌を除菌するために、指示されたとおり7日間服用するよう指導します。ただし、これまでと違った症状や副作用様症状が現れた場合には、薬をそのまま使用してよいのか、それとも使用を中止するのかなどを、かならず医師や薬剤師に相談して、自己判断で薬を中止しないように説明します。

透析患者の服薬アドヒアランスと服薬支援

　透析患者では、処方されている薬を自身の判断で勝手に中止、減量、増量するケースが多くみられます。透析患者は服用薬剤数が多くなりがちであり、自覚する副作用が多い薬もあるため、服薬が順守されないことがあります。また、水分摂取が制限されていることも、服薬アドヒアランスの低下につながります。そのほか、透析患者は、食事の内容によって、自己判断で高リン血症治療薬（リン吸着薬）や高カリウム血症治療薬（カリウム抑制薬）、下剤などの服用を調節していることも少なくありません。そのため、薬効、用法・用量を説明するだけではなく、食事内容や生活リズム、患者の思いなどを十分に聴取し、服薬時の注意点や効果発現時間、作用持続時間、服薬の必要性などを説明し、患者のアドヒアランスを高めることが重要です。

　たとえば、高カリウム血症治療薬である陽イオン交換樹脂の服用による便秘は多く、また、きわめて服用しにくい薬であるため、服薬状況を確認し、ドライシロップや経口液、ゼリーへの剤形変更や、フレーバーの使用、便秘薬の使用など、患者個々に応じた服薬支援を行う必要があります。また、透析患者では便秘の発生頻度が高く、透析中に便意を催すことを避けるために便意を我慢したり、下剤を調節服用している場合も少なくありません。透析患者では便秘が腸管穿孔、腸閉塞の原因となることがあるため、定期的に下剤を服用し、便秘にならないように注意する必要があります。排便状況や下

剤の服用状況を聴取し、下剤の見直しを行ったり、調節服用について説明します。透析患者では腸内細菌叢が乱れているため、整腸薬やビフィズス菌、オリゴ糖などのサプリメントの使用もすすめられます。そのほか、不均衡症候群や体調不良によって食事量が減少するようであれば、透析日と非透析日でインスリン投与量を変更しなければならないこともあります。

　患者が安心して継続して服薬や生活習慣の自己管理を行えるように、医師や薬剤師、管理栄養士、看護師などチームでサポートし、頓服や自己調節してよい薬については、その使用の目安を患者に明確に示すようにします。

医療法人医誠会医誠会病院薬剤部部長　**長橋かよ子** ながはし・かよこ

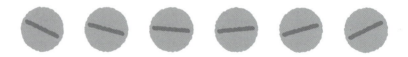

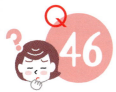

Q46 薬を飲み忘れてしまう患者にはどのように対応したらいいの？

ズバリお答えします！

　患者の背景によっても異なりますが、おすすめは一包化処方です。また、薬によっては透析日に透析スタッフが服薬を介助することも検討します。

内服できない理由を考える

　昨今、透析患者の高齢化、認知症合併、また一人暮らしの増加に伴い、どうしても内服を忘れてしまう方がいます。また、比較的若年の患者でも内服が面倒、薬嫌い、仕事が多忙で時間がないといった理由で内服しない、忘れてしまう患者も見受けられます。内服を忘れること、しないことがさらなる合併症を生じさせる要因ともなっています。

　それでは、一体これらの患者に対してどのように対応していけばよいのでしょうか。

患者個々によって異なる服薬介助

1）理解力がある患者の場合

　理解力がある患者に対しては、血液透析、腹膜透析を問わず、透析療法は腎機能を100％代替できるものではなく、薬剤による補助を必要とすることを説明して理解を得る必要があります。また、可能な限り内服は必要最低限とし、透析日、非透析日の処方の区別をなくし、1日1回、または2回など、シンプルな処方とします。同時に薬効が代用可能であれば内服から注射薬に変更します。さらに一包化処方にして、薬剤シートから取り出す手間を省く

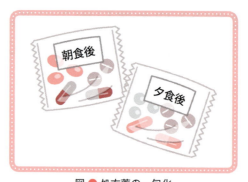

図　処方薬の一包化
処方薬は薬局で一包化にしてもらうと内服しやすくなる。

ようにします（図）。

2）家族、介護者の協力が得られる場合

　配偶者など、家族の協力が得られる場合には、内服の催促と介助をお願いするのが有効です。この場合にも、家族には内服の必要性を十分に理解してもらう必要があります。家族の協力が得られず、どうしても患者本人に内服を頼らざるを得ない場合は、介護ヘルパー、訪問看護師、または透析スタッフが一包化された薬剤を大きなカレンダーに日付ごとにわかりやすく貼りつける、いわゆる「投薬カレンダー（お薬カレンダー）」を作成し、本人が内服日に薬をカレンダーから外して内服を促すという方法もあります。

3）透析スタッフが介助する場合

　どうしても対応できない場合は、最終段階として週3日の透析であれば、透析終了ごとに透析スタッフが内服を介助します。こうすることにより、最低限週3日は確実に内服が可能となります。ただし、この場合は、降圧薬の内服は血圧低下のおそれがあるため避けるべきでしょう。また、高リン血症治療薬（リン吸着薬）、一部の経口血糖降下薬の内服は食直前でないと効果が乏しいため、この内服方法は適しません。

医療法人社団腎と水新中野透析クリニック院長　**津田信次**　つだ・しんじ

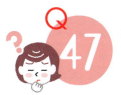 視覚障害のある患者には
どのように対応したらいいの？

一般的な服薬指導や薬剤情報提供書では対応しきれないため、視覚以外の聴覚や触覚など、ほかの感覚器へ意識的に訴えるような工夫が必要となります。

視覚障害および視力低下とは

　わが国の視覚障害者は約32万人弱おり[1]、その原因の1位は緑内障、2位は糖尿病性網膜症、3位は網膜色素変性症です[2]。視覚障害者とは視覚が日常生活や就労などの場で不自由を強いられるほどに「弱い」、もしくは「まったくない」人のことをいい、一般に視覚障害というと、全盲を思い浮かべる人も多いと思われますが、実際は弱視（ロービジョン）が7割を占めています。また、視覚障害とまではいかなくても、65歳以上の15～20％は視力低下が認められます。

　透析導入原疾患の1位が糖尿病性腎症であること、さらに透析患者の高齢化がすすんでいることからも、透析患者は視覚障害の危険に晒されている状態にあるといえます。人が知覚機能を通じて受けとる情報の割合は、視覚83.0％、聴覚11.0％、嗅覚3.5％、触覚1.5％、味覚1.0％といわれるように[3]、触覚よりも聴覚から情報を受けとる割合が多く、それは視覚障害者においても同様で、聴覚のほうが優れているといわれています。また、糖尿病性神経障害を発症している場合は、指先の感覚障害によって触覚からの情報収集が困難になっている可能性があります。

視覚障害および視力低下患者への服薬支援

　医薬品情報の提供は、薬剤情報提供書など視覚に頼る部分が多く、視覚障害者の服薬管理をむずかしいものにしています。視覚情報を得られないとなると、一般的な服薬指導や薬剤情報提供書では対応しきれず、視覚以外の聴覚や触覚など、ほかの感覚器へ意識的に訴えるような工夫が必要となってきます。

1）触覚にはたらきかける方法

　触覚にはたらきかける方法としては、点字シールや触知シールがあります。しかし、現在の点字普及率は決して高くなく、一部の患者にしか利用できない、健常人（介助者など）が点字を知らずに理解できないという欠点があります。また、触知シールも統一されたものはなく、各薬局で工夫している状況です。

　そのほかにも一包化するだけではなく、患者が触ってわかりやすいように一包化薬袋やPTPシートなどに目印をつけることで、特別な機器や道具を使用しなくても識別可能な状態にして提供することは可能です。たとえば、①患者の視力と触覚機能に合わせて、大きな文字や色、記号を記載する、②ホチキスやテープ、シールなどで目印をする、③用法別に数やかたちの異なる切り込みを入れたり、かたちの異なる容器を利用する、などがあります（図1）。こうした工夫も現在のところ各薬局独自となっていますが、今後は用法の色分けなど統一されることが望まれています。

2）聴覚にはたらきかける方法

　聴覚にはたらきかける方法としては、「eお薬さん®（エーザイ株式会社）」「服薬支援ロボ®（ケアボット株式会社）」「お薬のんでね！（有限会社イマトクメディック）」などの服薬支援機器が開発、発売、レンタルされています（図2～4）。これらの機器は機種によって機能はさまざまですが、服薬タイミングごとに分包収納でき、設定された服薬時間に音や光で知らせる機能や、薬ケースから取り出し忘れている場合のスヌーズ機能、取り出し忘れである

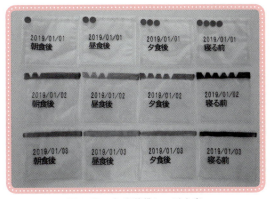

図1 ● 一包化薬袋につけた印
一包化した薬剤を触ってわかるように切り込みを入れたり、シールなどで目印をつけたもの。

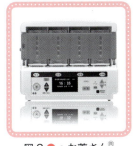

図2 ● eお薬さん®
（写真提供：エーザイ株式会社）

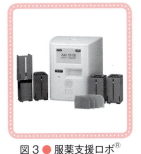

図3 ● 服薬支援ロボ®
（写真提供：ケアボット株式会社）

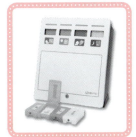

図4 ● お薬のんでね！
（写真提供：
有限会社イマトクメディック）

第5章 服薬指導のギモン

一定の時間が経過すると取り出せなくなる機能、外出時には事前に取り出せる機能、見守り機能などがあります。あらかじめ薬ケースに薬を入れておくことで、視覚障害者が薬剤の分別を行う必要がなく、また服薬時間を忘れる可能性が減り、さらには見守り機能によって看護師や薬剤師、介助者などが服薬状況を確認できるというメリットがあります。

また、スマートフォンを利用した服薬時間のアラームセットや服用チェックなどができるアプリも多く開発されており、それらの利用も有用です。

介助者への服薬指導も重要

　患者自身で十分な服薬管理ができない場合、介助者の協力は不可欠です。服薬方法、服薬意義を介助者へ説明するとともに、介助者の生活リズムの把握、また服薬管理のどの点をカバーしてもらうのかなどを相談していくことが重要となります。介助者不在の場合は、社会資源の活用はもちろんのこと、その患者にかかわる地域の方を含む多職種が、機会のあるたびに服薬に関して声かけを行っていくことが大切です。

引用・参考文献

1) 厚生労働省．平成28年生活のしづらさなどに関する調査（全国在宅障害児・者等実態調査）．(https://www.mhlw.go.jp/toukei/list/seikatsu_chousa_h28.html, 2019年4月閲覧)
2) 若生里奈ほか．日本における視覚障害の原因と現状．日本眼科学会雑誌．118（6），2014，495-501．
3) 教育機器編集委員会編．産業教育機器システム便覧．東京，日科技連出版社，1972, 4.

医療法人社団邦腎会大井町駅前クリニック透析センター看護師長　近藤美幸　こんどう・みゆき

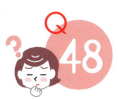

Q48 認知症のため服薬管理ができない患者にはどのように対応したらいいの？

ズバリお答えします！

認知症が進行しても、本人は「できる」と思っていることが多いため、認知症患者の服薬管理は困難です。認知症の特徴を理解し、定期的にアセスメントして支援にあたることが大切です。

まずは認知症の進行段階を確認する

　認知症の多くは高齢者であり、また、慢性腎不全で透析を行っているほかに、高血圧、糖尿病、虚血性心疾患など、さまざまな合併症があるため、多種の薬を服用し管理しています。

　認知症はもの忘れや認知機能の低下があり、病期によっては記憶障害、見当識障害、判断能力低下、実行機能障害などが進行し、日常生活に支障を来してきます。また、認知症が進行しても、本人は「できる」と思っていることが多いため、認知症患者の服薬管理は困難で、本人のプライドを傷つけないようにていねいな支援が必要となります。認知症の服薬管理をするためには、どの程度の認知症の進行段階なのか、管理能力がどの程度あるのか、本人は服薬管理についてどのように思っているのか、家族、訪問看護、介護などのサポート者がいるのか、薬は自宅で必要なものか、透析来院時に代用できるものがあるのか、などの情報を得て定期的にアセスメントをします。

認知症患者の服薬管理における問題点

　認知症患者の服薬管理における問題点は**表1**のとおりです。最近では食事の回数もまちまちで、時間ごとに服用することは認知症患者でなくとも簡単

表1 ● 認知症患者の服薬管理における問題点

- 記憶力低下、時間の失見当による服薬の忘れ、飲み間違いがある
- 薬を飲んだのに「まだ飲んでいない」と薬を要求する
- 服用を拒否する
- 薬の種類や数の変更などにより混乱する

表2 ● 認知症患者の服薬の管理方法

- **薬袋に日付、服用時刻を印刷して一包化にする**：ただし、一包化は費用がかかり、途中で中止になった場合、薬を外すことはむずかしい。
- **服薬ボックスやお薬カレンダーを作成する**：目に入ることで飲んだか、飲み忘れているかがわかる。市販品で購入できるが、本人に合ったものを選ぶことを提案する。
- **家族に協力を得る**：独居の場合は、薬を服用するタイミングで電話を入れてもらうなど、対応可能かどうか相談する。
- **味がわからないように工夫をする**：薬の味が問題で拒否しているのであれば、服薬ゼリーやオブラートに包む、粉末から錠剤へ変更する、食べものに混ぜるなどの工夫をする。貼付剤へ変更できる薬剤があれば検討する。
- **患者の状況にあった剤型に変更する**：錠剤、カプセル、散剤、細粒・顆粒、内用液剤、シロップ、ドライシロップ、ゼリー、吸入、貼付剤・坐剤、軟膏・クリーム、点眼・点鼻、注射など、患者の状況に合わせて剤形の変更を検討する。投与方法や回数の変更、透析時に投与できるものがあるか、自宅での服用回数を減らす工夫ができるか、狭心症の血管拡張薬、喘息の気管拡張薬、鎮痛薬、かゆみ止めなどは貼付剤や軟膏・クリームに変更できるかを医師と検討する。
- **薬剤の数を減らす**：服薬しているものは絶対に必要なものか、医師に相談して、どうしても必要な薬に絞る。
- **透析日に処方薬を持参してもらい、薬の残量を確認する**：ときどき処方薬を持参してもらい、薬が足りない、処方日でも薬が余っているようであれば、服用管理について検討する。
- **データ観察、情報収集を行い、アセスメントをする**：間違った薬の管理を行っていないか、透析来院時に身体面・心理面の観察を行い、検査データに変化がないか、透析効率や食事量などの情報を得て、患者の服薬管理の状況を確認する。必要であれば、透析条件を検討する。家族が付き添っている場合は家族からも情報を得る。
- **用紙に書いてていねいに説明する**：本人に説明するときはプライドを傷つけないように注意する。

ではありません。また、新しいことを記憶するのはむずかしいことから、薬の種類や量が増えたり減ったり、薬を服用するタイミング（食前・食後・食間など）が異なったりすると、混乱して管理が困難になります。また、薬を飲んだのに「まだ飲んでいない」と薬を要求する場合は、重複して薬を服用

することになるので注意が必要です。苦い、まずい、飲みにくいなどが理由で飲まなくなることもあります。

認知症患者の服薬の管理方法

　具体的な服薬の管理方法を**表2**に示します。認知症は軽いもの忘れから、高度に学習した記憶は保持されるが新しいものはすぐ忘れる、断片的な記憶のみが残存するという重度の記憶障害まであります。また、時間の失見当がみられます。認知症の特徴を理解し、支援にあたることが大切です。

引用・参考文献
1) 高橋晶. 認知症の基礎知識. 看護技術. 56 (14), 2010, 1346-52.
2) 定本高子. 服薬管理ができない. 透析ケア. 22 (11), 2016, 1052-4.

東京医科大学病院看護部透析看護認定看護師　神保洋子　じんぼ・ようこ

Q49 貼付剤が処方されている患者がきちんと貼っているかどうかは確認したほうがいいの？

ズバリお答えします！

確認すべきです。貼付剤には、貼った場所だけに作用する局所に効くタイプ、貼った場所から薬の成分が皮膚をとおして血液に吸収され、全身に作用するタイプの2種類があります。貼っている場所と時間はとくに重要です。

貼付剤には2つのタイプがある

　貼付剤とは皮膚に貼付して薬の成分を標的器官に送る製剤のことです。貼付剤には2つのタイプがあり、痛みや炎症を和らげる湿布やテープなど、貼った場所だけに作用する局所に効くタイプと、貼った場所から薬の成分が皮膚をとおして血液に吸収され、全身に作用するタイプがあります。局所に作用する貼付剤には、各種の副腎皮質ホルモン貼付剤、静脈留置針穿刺時の疼痛緩和に用いるリドカインテープ剤、消炎鎮痛薬や抗菌薬軟膏を含む貼付剤などがあります。

透析患者によく使われるリドカインテープ

　静脈留置針穿刺時の疼痛緩和に用いるリドカインテープ（ペンレス®テープ）は、透析患者にとって穿刺時の疼痛緩和に重要な貼付剤です。貼り方や時間を間違えると穿刺がとても苦痛となり、治療に対してネガティブなイメージを植えつけることになります。患者には貼付する時間と場所を皮膚ペンなどで印をつけて正確に貼れるように指導し、また、正確に貼られているか

を確認します。副作用として貼付部に発赤、瘙痒が起こり、感染にもつながるため、観察しましょう。①貼る部位が適正か、はがれかかっていないか、②貼った時間、③皮膚の状態を確認します。皮膚の状態がよくない場合は中止し、ほかの副作用の少ないクリームタイプへの変更を検討します。

全身に作用する貼付剤

　全身に作用する貼付剤には、虚血性心疾患治療薬、気管支拡張薬、抗認知症薬、パーキンソン病治療薬、女性ホルモン剤、がん性疼痛時に貼る製剤などがあります。貼付剤の特徴として、安全性に優れており、有効成分が皮膚から徐々に吸収されるために速効性はありません。服薬時の血中濃度が長時間にわたり一定に保たれます。初回通過効果が回避できるため、肝臓の負担軽減が期待できます。また、嚥下障害がある人や認知症患者でも薬の飲み忘れや飲みすぎ防止ができ、自宅でも安全に管理が可能です。

　しかし、貼付剤の種類によって、貼り替え時期や貼る場所が異なる、肌にぴったりと貼られていない、時間を守れていない、貼る枚数や大きさを自己調整しているなどがあると、十分な効果が得られないことがあります。透析で来院したときは、①貼付剤の種類、②貼っている場所、③適正に貼られているか、④貼付した時間、⑤皮膚の状態、⑥血圧の状況など、副作用の十分な観察を行うとともに、決められたとおりに貼っているかを患者に確認しましょう。貼付した際に日付と時間を記載し、可視化しておくと、貼り替え忘れを予防できます。

2 種類の貼付剤の共通した副作用

　共通して問題になる副作用には、貼付している局所の皮膚症状として過敏症、発赤、皮膚瘙痒などがあります。観察を行い、予防として保湿やスキンケアの指導が必要となります。また、全身に作用する貼付剤の場合は、皮膚への刺激を避けるためにも貼る場所を変えることも必要です。

　万一、副作用が現れた場合には、貼付剤をはがすことによって、その場で

薬の吸収を止めることができます。たとえば、血管拡張薬を貼付している患者が透析中に血圧が下がった場合、貼付剤をはがすことで改善されることがあります。重篤化を避けるために、患者がどのような種類の貼付剤をどこにいつ貼ったのかを確認しておくことが大切です。

引用・参考文献

1) マルホ株式会社. ペンレス®テープ. 添付文書. 2018年10月改訂（第11版）.
2) ニプロ株式会社. リドカインテープ. 添付文書. 2017年9月改訂（第6版）.

東京医科大学病院看護部透析看護認定看護師　神保洋子　じんぼ・ようこ

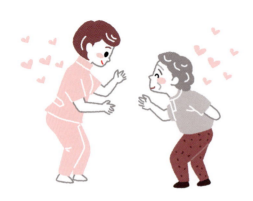

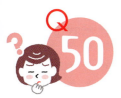

Q50 透析患者の抗がん薬の服薬指導はどのように行えばいいの？

> 抗がん薬治療は、レジメンという計画書に基づいた投与が行われます。薬によって特徴や副作用が異なるので、違いを理解することが大切です。内服スケジュールや服薬タイミングが異なるものがあるので、薬の内服が困難な状況はないか、薬を理解できているかについて、透析時間を利用して確認しましょう。

透析患者の死亡原因の約9％が悪性腫瘍

　近年、2人に1人はがんに罹患するといわれています。今後、高齢化の進行に伴い、さらにがん患者は増えていくことが予想されます。また、日本透析医学会における調査では、透析患者の死亡原因の約9％が悪性腫瘍であると報告されています[1]。透析患者における抗がん薬治療は、今後の重要な検討課題の一つといえます。

抗がん薬の種類

　抗がん薬治療はレジメンに基づいた投与が行われます。レジメンとは、薬の種類や量、期間や手順を時系列で示した計画書のことです。がん種をはじめとした複数の要因によって、患者に投与するレジメンを決定し、治療が開始されます。抗がん薬治療を受けている透析患者の服薬指導をする際、まずはどんなレジメンの治療を受けているのか、そして投与されている薬がどんな薬かを把握することが必要です。抗がん薬は大きく「細胞障害性抗がん薬」「分子標的薬」「免疫療法」「ホルモン療法」の4つに分類することができま

す。薬によって特徴や副作用が異なるので、違いを理解することが大切です。

感染のリスク

　一般的な抗がん薬治療で多く使われる「細胞障害性抗がん薬」は、副作用として「骨髄抑制」が問題となります。抗がん薬は腫瘍だけでなく正常な組織にも影響を与えるため、骨髄のはたらきが抑えられることで白血球や赤血球、血小板などが減少してしまいます。白血球減少は感染症のリスクを高め、感染症を合併すると生命の危険を伴います。透析患者は尿毒素が体内に蓄積していることや、栄養不足の問題、糖尿病を合併しているなど、さまざまな理由で免疫機能が低下しています。また、透析を行うためのシャントへの穿刺や、長期留置カテーテルなどは細菌が体内に入るリスク因子となるため、健常人と比較して感染リスクが高いといわれています。そのため透析患者には、手洗い、うがい、マスクの着用といった感染症対策の意義を指導して、十分な理解を得ることが重要です。

内服薬を透析生活のなかに組み込む

　また、内服で抗がん薬治療を行う場合、内服薬にもさまざまなタイプがあります。「毎日欠かさず内服するもの」「数日間内服した後、休み期間があるもの」といった内服スケジュールが異なるものや、「食後に飲む薬」「空腹時に飲む薬」「1日1回の薬」「1日数回に分ける薬」といった服薬タイミングが異なるものなどがあります。

　血液透析患者は週に2～3回透析に通い、数時間拘束されることがある程度決まっています。たとえば、毎日空腹時に1日2回飲まなければならない薬があった場合、透析日は起床後に朝食をとって、すぐに透析に向かうような生活を送っていた患者であれば、このような薬をはじめるには生活スタイルを変える必要があります。内服薬を透析生活のなかに組み込むことへの看護師からの助言は重要な支援になります。

内服中の薬と抗がん薬を区別する

　また、透析患者はすでに複数の薬を飲んでいることが多いと思います。患者のなかには、今飲んでいる薬が何の薬なのか、自身で理解できていないことも少なくありません。内服中の薬と新たにはじまる抗がん薬をしっかり区別して説明し、理解を得ることも重要です。透析室にいる看護師は、薬の内服が困難な状況はないか、薬を理解できているかについて、透析時間を利用して確認してください。

　透析患者は薬の排泄能力が著しく低下しているため、健常人に比べ投与量の調節を行っていても、薬の副作用が強く出やすい可能性があります。尿毒症など、多岐にわたる理由でふだんから倦怠感がある患者も多いかと思いますが、そのなかでもふだんとは異なる、不調を探すような介入ができきるとよいですね。

引用・参考文献
1) 日本透析医学会統計調査委員会．"2016年死亡患者の死亡原因"．図説わが国の慢性透析療法の現況（2016年12月31日現在）．東京，日本透析医学会，2017，13．

東京医科大学病院薬剤部薬剤師　岩崎藍　いわさき・あい

Column 8

透析患者のワクチン接種はどうすればいいの？

　腎不全の有無、透析しているかどうかで、ワクチンの接種の可否の違いはありません。とくにインフルエンザなどの流行性疾患には透析患者は弱いものと考え、ワクチン接種の積極的な推進が必要です。インフルエンザに罹患したときでもかならず透析には来ないといけないため、個室で透析できない場合には大部屋の透析室で罹患者とそれ以外の患者を同時に透析することになります。これはできることなら避けたい事態です。可能なら全員にワクチン接種するほうが望ましいでしょう。

　ワクチン接種による副作用はマスコミによってセンセーショナルに報道されますので、ワクチンを嫌がる患者も多いです。「自分以外の同室の透析患者全員がワクチンを打っていれば、インフルエンザにかからないのだから、自分は打たなくてもよいのだ」という考えを披露する方もいるでしょう。また、ワクチンは自費接種であり、公的補助があっても自己負担金が発生することがほとんどなので、それを避けようとする人もいます。過去にワクチンを打って「副作用が起こった」と主張される場合もあります。その「副作用」の状況をよく聞き、本当にワクチン接種による作用なのか、たまたま同時期に風邪をひくなど具合が悪くなったことの誤解なのかを見極めなくてはなりません。ワクチン接種による最大の副作用として危惧されるアナフィラキシー反応を起こした既往のある方はそれほど多くはいません。

　インフルエンザ以外でも、肺炎球菌ワクチンなどは積極的な接種、5年おきの追加接種が望ましいでしょう。麻疹・風疹は感染の流行が問題になっています。感染のリスクの高い比較的若年者で希望者には抗体の有無を確認したうえでのワクチン接種が推奨されます。ムンプス（流行性耳下腺炎、おたふく風邪）については罹患者でも再度の感染もあり得るため、孫との接触があるなどで希望される場合は接種することは否定されません。

医療法人社団優腎会優人クリニック院長　冨田兵衛　とみた・ひょうえ

Column 9

ダイアライザの前に入れる薬と後に入れる薬があるのはなぜ？

　ダイアライザのなかにある中空糸は半透膜といううすい膜でできており、非常に小さな無数の穴が開いています。物質の大きさ（分子量）によって、この膜の穴を通過できるものとできないものがあります。尿毒素や電解質といった物質はこの穴を通過し、透析液のなかへ排出、除去されます。同様に、透析中または透析終了時に回路から投与するほとんどの薬剤も比較的分子量が小さいため、膜の穴を通過して除去されてしまいます。したがって、投与する薬剤（注射薬）はダイアライザの後に入れなければ、その薬効は得られないわけです。ただし、透析中に灌流する血液の凝固を防止する薬剤（ヘパリン、低分子ヘパリン、ナファモスタットメシル酸塩）は比較的分子量が大きく、膜の穴を通過しないため、ダイアライザの前に投与が可能であり、結果としてダイアライザ内と回路内の凝血（残血）形成を防止します（図）。

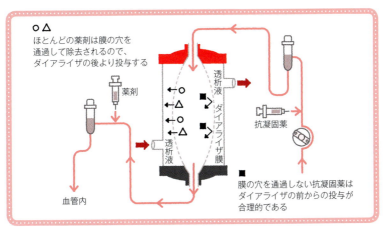

図 ● ダイアライザの前に入れる薬と後に入れる薬の違い

医療法人社団腎と水新中野透析クリニック院長　津田信次　つだ・しんじ

Index 索引

🌸 欧文 🌸

OTC医薬品 25

🌸 あ 🌸

悪性腫瘍 189
アシドーシス 108
アドヒアランス 42, 165, 168, 175
アリストロキア酸腎症 144
アルカローシス 109
アルコール 125
アレルギー性鼻炎 98
一包化 162, 178
インスリン製剤 64
お酒 159
お茶 123

🌸 か 🌸

かかりつけ薬剤師 163
活性型ビタミンD_3製剤 105
カフェイン 125
花粉症 96
カリウム 147
カルシウム受容体作動薬 105
感染 190
肝代謝型薬剤 57
偽性アルドステロン症 144
吸収 12, 35

牛乳 123
起立性低血圧 76
筋けいれん 150
グレープフルーツジュース 124
経口血糖降下薬 61
傾聴 41
血圧 80
　—低下 76
血中濃度 29
血糖値 65
降圧薬 80, 84
抗がん薬 189
口腔内崩壊錠 121
抗血栓療法 111
硬水 126
後発医薬品 49
高リン血症治療薬 100, 130
高齢者 44
骨粗鬆症 114

🌸 さ 🌸

サプリメント 138
ジェネリック医薬品 48
視覚障害 179
重曹 108
重炭酸ナトリウム 108
昇圧薬 76, 80

194

脂溶性薬剤 …………………… 32
生薬 …………………………… 147
食塩制限 ……………………… 153
食後高血糖 …………………… 68
処方カスケード …………… 22, 172
視力低下 ……………………… 179
腎排泄型薬剤 ………………… 57
心房細動 ……………………… 112
水分制限 ………………… 120, 153
水溶性薬剤 …………………… 33
スポーツ飲料 ………………… 126
絶食 …………………………… 127
穿刺 …………………………… 92
　―痛緩和 …………………… 95
喘息 …………………………… 73

🌸 た 🌸

ダイアライザ ………………… 193
代謝 …………………………… 13, 36
多剤処方 ……………………… 22
タバコ ………………………… 159
貼付剤 ………………………… 186
透析性 ………………………… 32

🌸 な 🌸

二次性副甲状腺機能亢進症 … 104
認知症 ………………………… 183

🌸 は 🌸

排泄 …………………………… 13, 36
半減期 ………………………… 28
服薬アドヒアランス
　………………… 42, 165, 168, 175
分布 …………………………… 13, 35
　―容積 ……………………… 15
便秘 …………………………… 102
ポリファーマシー ………… 22, 172

🌸 や 🌸

有痛性筋けいれん …………… 150

🌸 ら 🌸

利尿薬 ………………………… 54
リン吸着薬 …………………… 100

🌸 わ 🌸

ワクチン ……………………… 192

編集・執筆者一覧

編集

菅野義彦	かんの・よしひこ	東京医科大学腎臓内科学分野主任教授／東京医科大学病院副院長

執筆者（50音順）

青木尚子	あおき・なおこ	社会医療法人河北医療財団河北透析クリニック院長 第4章 Q37・Q38
伊藤譲	いとう・ゆずる	株式会社レーベンプランレモン薬局三方原店 第3章 Q33・Q34
犬伏厚夫	いぬぶせ・あつお	東京医科大学病院薬剤部主査 第3章 Q31・Q32
岩崎藍	いわさき・あい	東京医科大学病院薬剤部薬剤師 第1章 Q7／第5章 Q50
内村英輝	うちむら・ひでき	医療法人五星会菊名記念クリニック院長 Column ❻
宇山聡子	うやま・さとこ	社会福祉法人恩賜財団済生会支部静岡県済生会 静岡済生会総合病院腎臓内科医長　第4章 Q35・Q36
岡井隆広	おかい・たかひろ	社会医療法人河北医療財団河北総合病院腎臓内科部長 第1章 Q1・Q2
加藤尚彦	かとう・なおひこ	医療法人社団純真会品川腎クリニック院長 第2章 Q15・Q16
冠城徳子	かぶらぎ・のりこ	医療法人社団誠賀会渋谷ステーションクリニック院長 第2章 Q28
木村健	きむら・たけし	兵庫医科大学病院薬剤部部長 第3章 Q29・Q30
熊谷悦子	くまがい・えつこ	社会医療法人健和会健和会病院透析内科医長／ 透析センター長　第1章 Q3・Q4
近藤美幸	こんどう・みゆき	医療法人社団邦腎会大井町駅前クリニック透析センター 看護師長　第5章 Q42・Q47

清水阿里	しみず・あり	医療法人社団永康会四ツ谷腎クリニック院長 第2章 Q12・Q13
神保洋子	じんぼ・ようこ	東京医科大学病院看護部透析看護認定看護師 第5章 Q48・Q49
鈴木一裕	すずき・かずひろ	医療法人援腎会すずきクリニック理事長 第2章 Q24・Q25・Q26
関口嘉	せきぐち・よしみ	医療法人社団優腎会優人上石神井クリニック院長 第2章 Q17・Q27／Column ❶
力石昭宏	ちからいし・あきひろ	医療法人社団慶心会稲城腎・内科クリニック院長 第2章 Q18・Q19・Q20・Q21
津田信次	つだ・しんじ	医療法人社団腎と水新中野透析クリニック院長 第5章 Q46／Column ❾
冨田兵衛	とみた・ひょうえ	医療法人社団優腎会優人クリニック院長 第1章 Q10・Q11／第2章 Q14／Column ❽
長橋かよ子	ながはし・かよこ	医療法人医誠会医誠会病院薬剤部部長 第5章 Q44・Q45／Column ❼
中村真理	なかむら・まり	くろだ明大前クリニック 第2章 Q22・Q23
成末まさみ	なりすえ・まさみ	医療法人光晴会病院薬剤科科長 第4章 Q39・Q40
飯田郁雄	はんだ・いくお	薬樹株式会社薬樹薬局オガワ管理薬剤師／ストアマネジャー 第5章 Q41・Q43／Column ❹・Column ❺
水野章子	みずの・あきこ	医療法人社団善仁会成城じんクリニック院長 第1章 Q5・Q6
矢野未来	やの・みき	医療法人衆和会長崎腎病院薬剤課薬剤師 第1章 Q8・Q9
山田幸太	やまだ・こうた	医療法人虹嶺会土浦ベリルクリニック院長 Column ❷／Column ❸

編者紹介

菅野義彦 (かんの・よしひこ)

東京医科大学　腎臓内科学分野　主任教授
東京医科大学病院　副院長

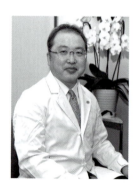

[学歴]
1991年 3月　慶應義塾大学医学部卒業
1995年 3月　慶應義塾大学大学院所定単位取得中途退学

[職歴]
1995年 4月　慶應義塾大学医学部　助手（内科学）
1996年 1月　George Washington University Medical Center　訪問研究員
1997年 1月　National Institute of Health　訪問研究員
1998年 4月　埼玉社会保険病院腎センター　医員
1999年 4月　埼玉医科大学腎臓内科　助手（2003年同専任講師）
2010年 2月　慶應義塾大学医学部血液浄化・透析センター　専任講師（2011年同准教授）
2013年 4月　東京医科大学腎臓内科学分野　主任教授
現在に至る

[学会における活動等]
日本内科学会評議員、学会ありかた委員
日本腎臓学会幹事、評議員、腎臓病療養指導士創設委員会副委員長
日本透析医学会評議員、学術委員、栄養問題検討WG長など
日本高血圧学会評議員、ガイドライン2019作成委員
日本臨床栄養学会副理事長、学会誌編集委員など
日本病態栄養学会理事
東京都透析医会副会長

[免許・資格]
日本内科学会総合内科専門医、指導医
日本腎臓学会認定専門医、指導医
日本透析医学会専門医、指導医
日本高血圧学会専門医、指導医
日本感染症学会専門医、指導医
日本老年医学会専門医
日本医学教育学会医学教育専門家

透析ケアの素朴なギモンを解決BOOK ②
透析ナースの？がわかる！
薬剤Q&A50

2019年7月15日発行 第1版第1刷

編 集 　菅野 義彦

発行者 　長谷川 素美

発行所 　株式会社メディカ出版
　　　　〒532-8588
　　　　大阪市淀川区宮原3-4-30
　　　　ニッセイ新大阪ビル16F
　　　　https://www.medica.co.jp/

編集担当 　西川雅子／白石あゆみ
編集協力 　岡田祐子
装　　幀 　藤田修三
イラスト 　中村恵子
組　　版 　稲田みゆき
印刷・製本 　株式会社廣済堂

© Yoshihiko KANNO, 2019

本書の複製権・翻訳権・翻案権・上映権・譲渡権・公衆送信権
（送信可能化権を含む）は、（株）メディカ出版が保有します。

ISBN978-4-8404-6893-0　　Printed and bound in Japan

当社出版物に関する各種お問い合わせ先（受付時間：平日9：00〜17：00）
●編集内容については、編集局 06-6398-5048
●ご注文・不良品（乱丁・落丁）については、お客様センター 0120-276-591
●付属のCD-ROM、DVD、ダウンロードの動作不具合などについては、
　デジタル助っ人サービス 0120-276-592